AYA×ちつ姉

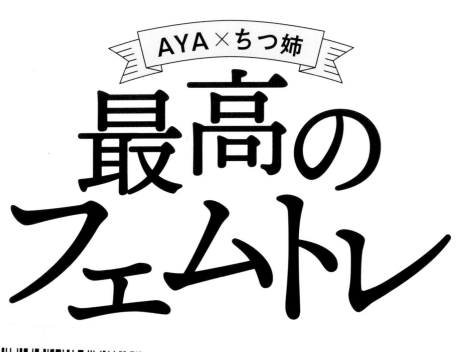

最高のフェムトレ

ONE PUBLISHING

「言葉は聞いたことがあるけれど、
具体的にはわからない…」

FEM CARE

「産後にやるもの、
ですよね」

「高齢者世代の
尿もれ対策のこと？」

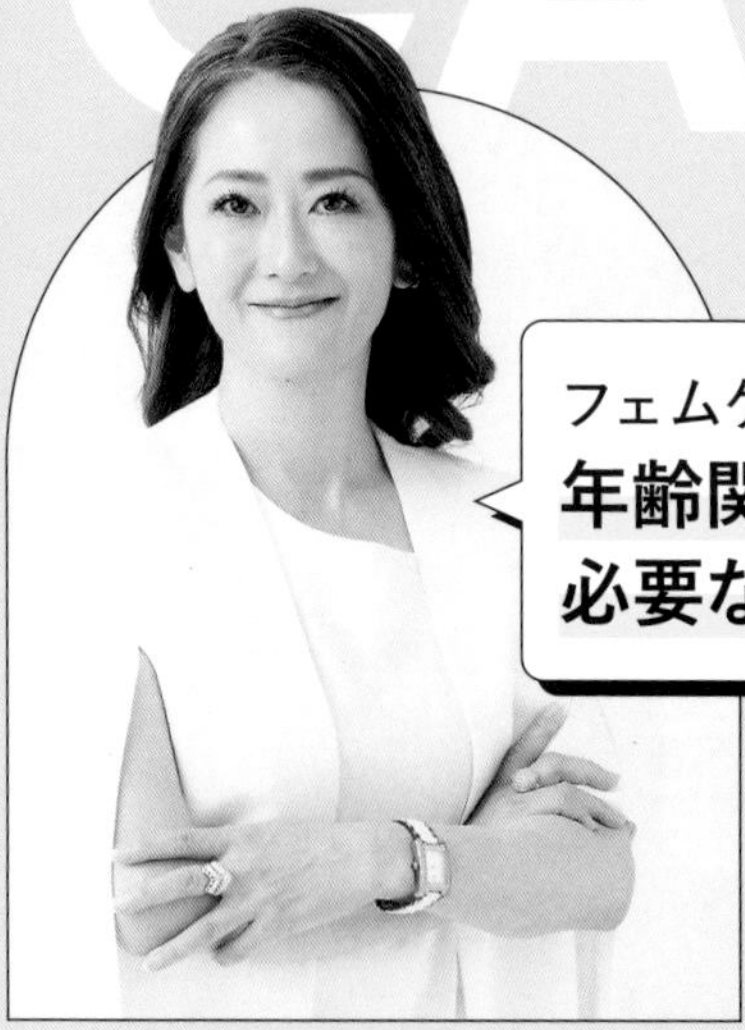

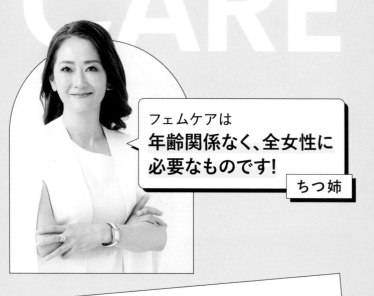

フェムケアは
年齢関係なく、全女性に
必要なものです！
ちつ姉

フェムケアって
どんなイメージ？

introduction

「生理痛が重い人が
やるケア
っていうイメージ」

「吸水ショーツとか、
月経カップのこと？……」

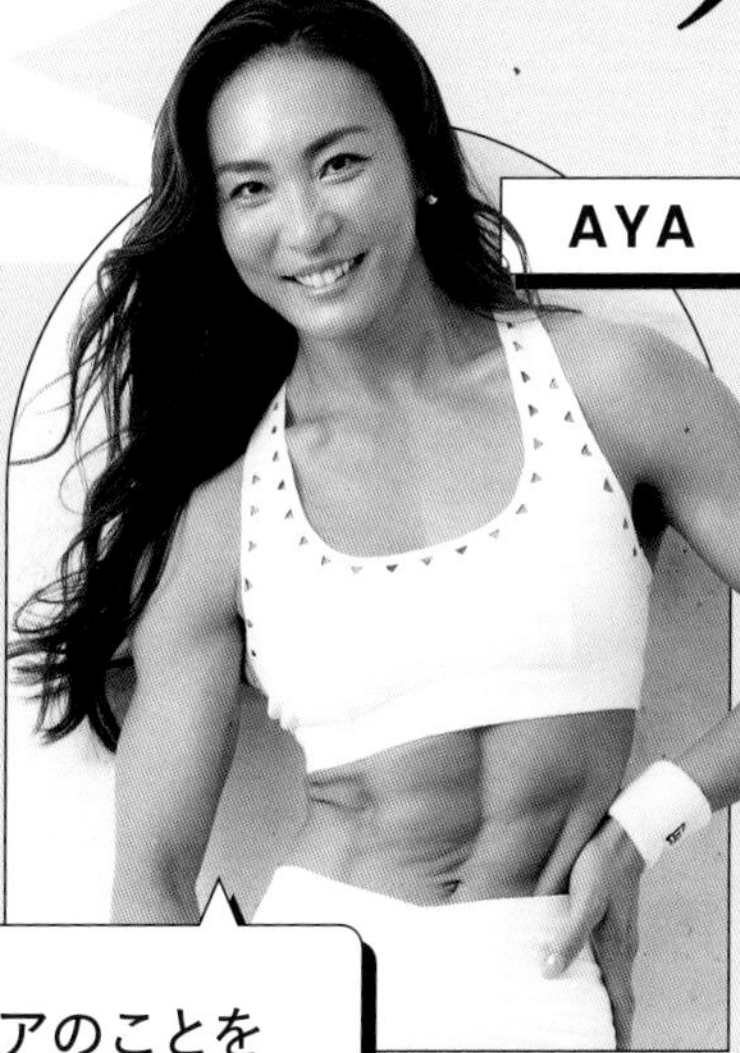

AYA

フェムケアのことを
**誤解している人も
多いですよね！**

**実際のところ、
よくわから
ない！**

ちつ姉 × AYA

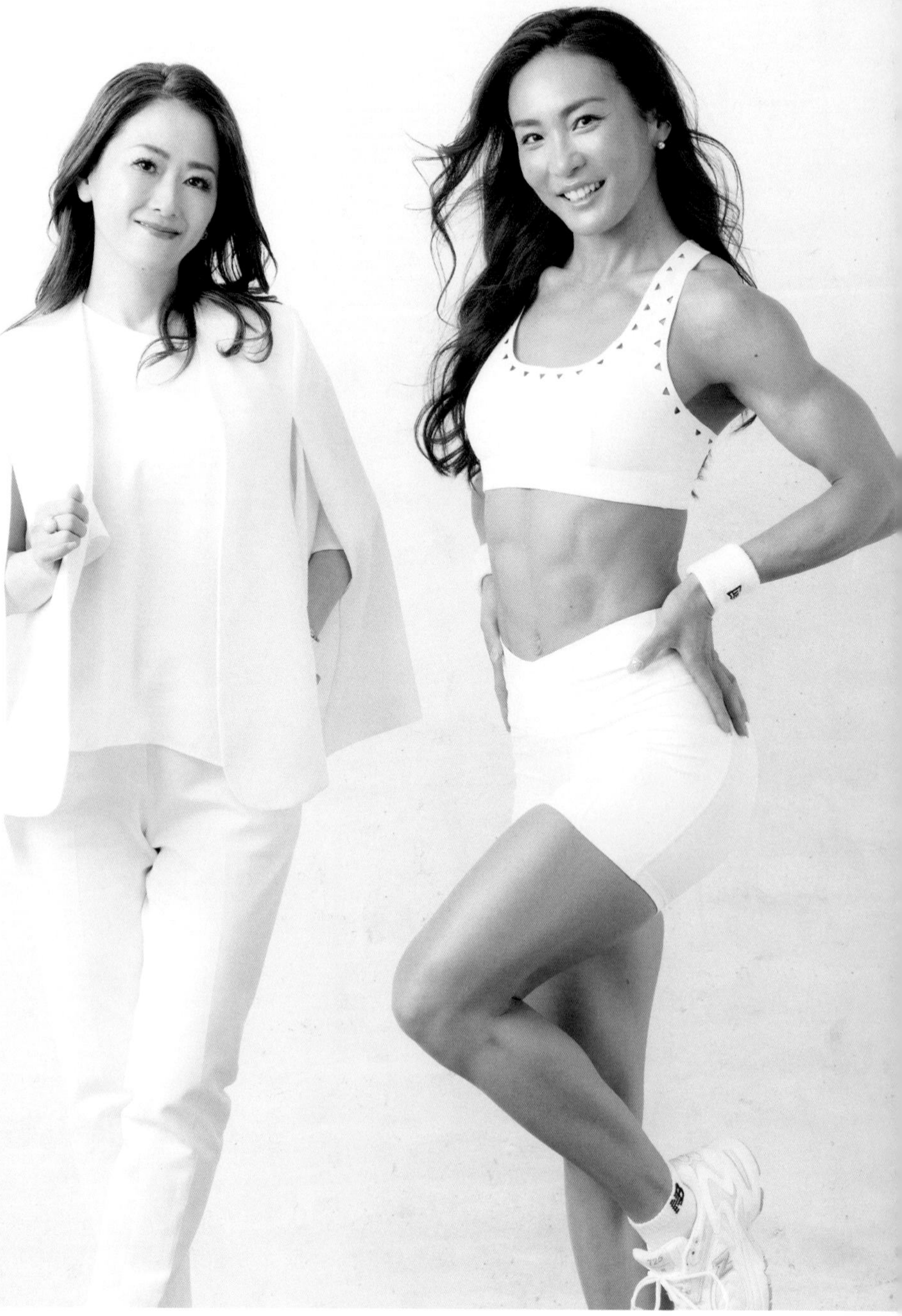

introduction

はじめに

こんにちは。

フィットネストレーナーのＡＹＡと、ちつ姉こと膣プランナーの山口明美です。私たちは、「膣」にフォーカスしたトレーニングとケアを多くの女性に知ってもらいたくて、今回この本を出版することにしました。

ところで、「フェムケア」という言葉、聞いたことがある人も多いですよね。フェムケアとは女性特有の悩みを解決するケアのことですが、実際、何をすればいいかわからない。どんな効果があるかわからないという人もいるのでは？

この本では真っ先にとり入れるべき、フェムケアをみなさんにお伝えします。それが、「膣」にフォーカスしたトレーニングとケアです。膣を意識すれば、美肌、ペタ腹になれて、尿もれなどの不調の改善につながります！　でも、反対に膣のことをおろそかにすると、不調や肌トラブルも招いてしまうのです。

女性の健康と美容に深く関わる膣。知れば知るほど、ケアをせずにはいられなくなるはず！　さっそく今日から膣のトレーニングとケアを始めましょう！

もしかして、そのお悩み

膣

のゆるみや汚れのせいかも？

縄跳びやジャンプをすると
尿もれしてしまう

太っていないのに
下腹がぽっこり

運動しても、
なかなかやせない

冷えがつらい…

デリケートゾーンの
かゆみやニオイ
が気になる

顔のたるみや
シミが目立つ

肌がいつも、
くすんでいる

姿勢が悪い…

Check!

あなたのフェムケア、フェムトレの認知度は?

- ☐ デリケートゾーン専用のソープを使っている
- ☐ 骨盤底筋がどこにあるかわかる
- ☐ 自分の外性器を毎日鏡でチェックしている
- ☐ 出産経験がある人の場合、産後に膣トレや尿もれ予防体操をした

この本には、
1つも当てはまらなかった
超初心者の人にも、
全部当てはまった
少し知っている人にも
役立つ情報を詰め込みました!

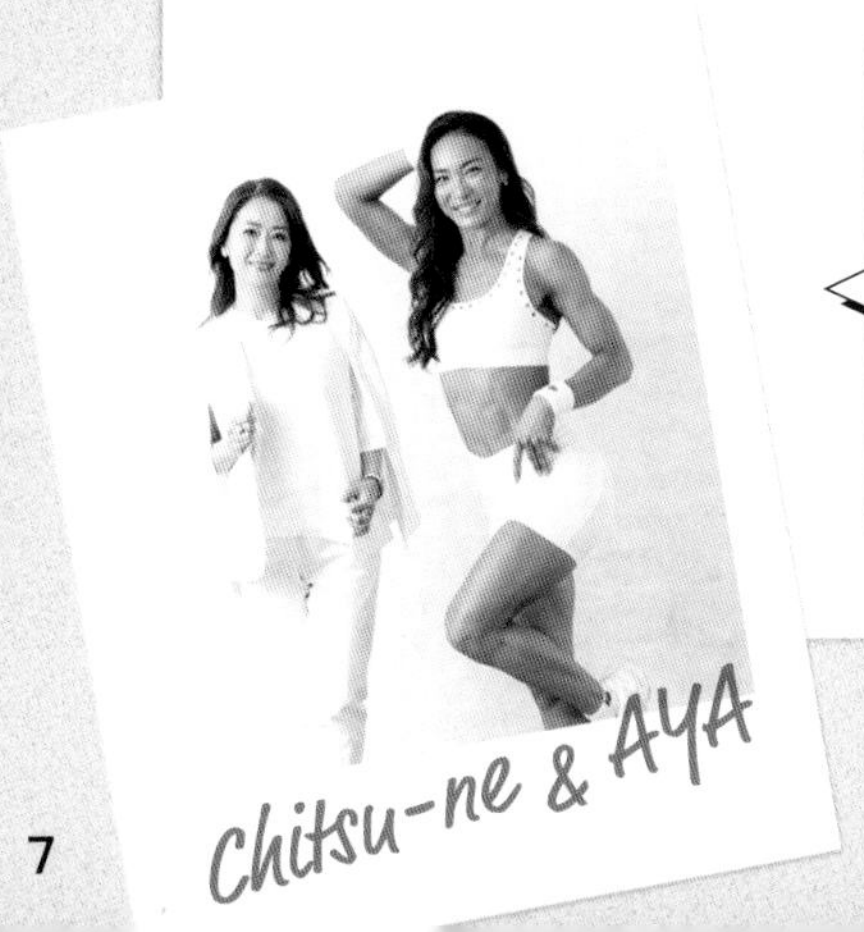

目次

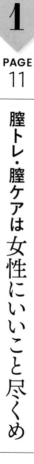

CHAPTER 2

PAGE 30

カギは呼吸にあり！［AYA式フェムトレ］呼吸編

CHAPTER 3

PAGE 46

ボディメイク効果もUP！［AYA式フェムトレ］応用編

CHAPTER 4

PAGE 66

腟こそ女性の健康と美容の要! ちつ姉が教える最強フェムケア

CHAPTER 5

PAGE 96

ニオイ、たるみ、黒ずみ…も解決! [最新]フェムケアアイテム

Fem Training and Fem Care

CHAPTER

1

膣トレ・膣ケアは
女性にいいこと尽くめ

女性の健康や美容に深く関わる「膣」。まずは、膣を鍛えたり、ケアしたりすることで、どんないいことがあるかをＡＹＡとちつ姉が解説！　膣のことを知れば知るほど、おろそかにはできなくなるはず！

Fem Training and Fem Care

膣が美肌とつながっているなんて、知らなかった!

AYA

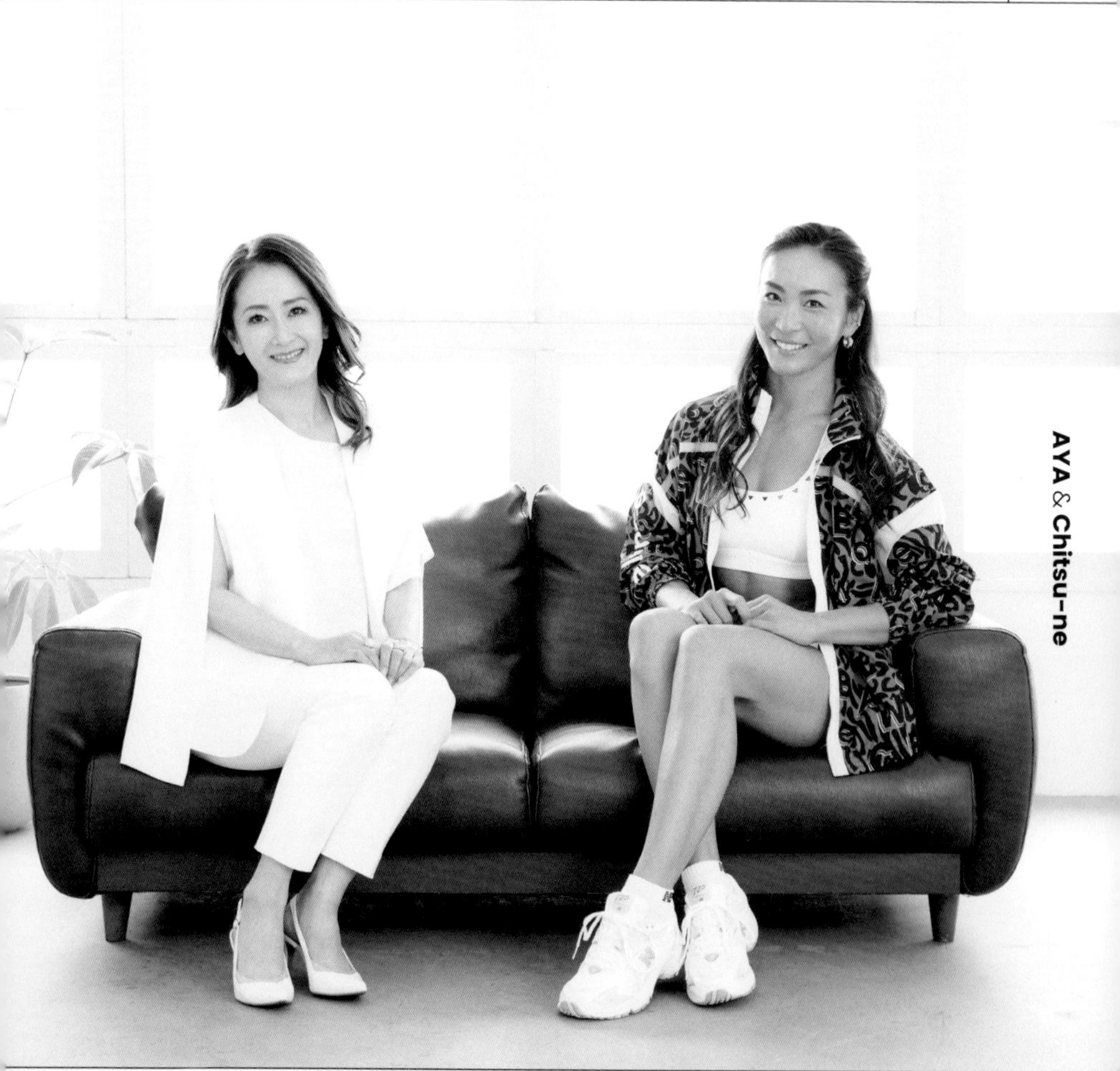

TALK

AYA：「フェムケア」という言葉、最近よく聞きますよね。

ちつ姉：フェムケアとは、女性の体や健康に関わるケア全般のことを言います。単にデリケートゾーンのケアなどを指すのではなく、生理、妊娠、婦人科系疾患、更年期…。それらにまつわるケアのことやメンタルのこと、とにかく、たくさんの意味が含まれています。

AYA：今回、私たちが提案する「フェムトレ」もフェムケアの一つですよね。フェムトレは「膣」にアプローチをするトレーニングですが、ちつ姉さんはその名のとおり「膣」の専門家！　じつは私、膣が健康や美容とこんなに関わりが深いなんて知りませんでした。

ちつ姉：膣は出産時に赤ちゃんが通ってくる道だけれど、出産に関係なく全女性が大切にしないといけないところ。なぜなら、膣の力が弱ると、体調不良や肌の不調などを引き起こしてしまうからです。

AYA：妊娠や出産の負担で衰えてしまうという話はよく聞きます。

ちつ姉：そうですね。でも、それだけじゃないんですよ。加齢もそうだし、運動する習慣がなかったり、座りっぱなしの生活などで下半身の筋力が低下することも膣の衰えの原因に。だから、出産経験がない若い人でも膣がゆるんでいることは珍しくないです！

ちつ姉

膣のゆるみの原因って妊娠や出産だけじゃないんです！

TALK

AYA：少しややこしいのですが、膣のトレーニングで鍛えるのは膣そのものではなくて、膣のまわりにある「骨盤底筋」という筋肉です。膣と「骨盤底筋」は深く関わっているんですよね。

ちつ姉：骨盤底筋は尿道口を締める働きもしています。そのおかげで尿がもれずに過ごせるのですが、弱ってしまうと、くしゃみをしただけでも、もれてしまうことがあります。私は二人目を出産したあと、骨盤底筋がかなり弱ってしまって…。そのときの尿もれは壮絶で、オムツが手放せませんでした。

AYA：そうなったら、運動どこ

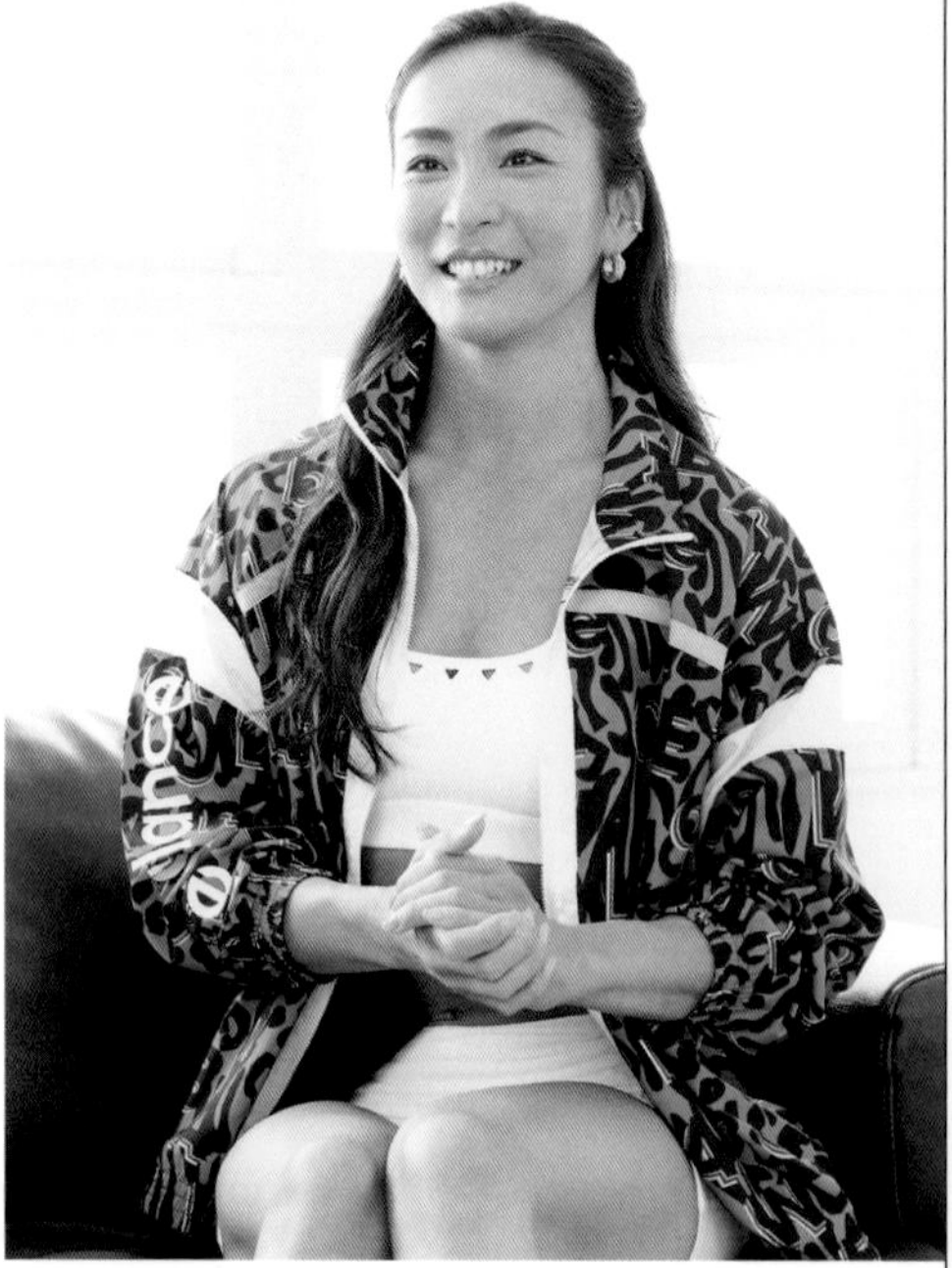

AYA

私たちが思いっきり運動できるのも、ちゃんと膣が締まっているからなんですよね

全身の筋肉のことをよくわかっているAYAさんだからこその新しいフェムトレですよね! ちつ姉

ろじゃないですよね…。

ちつ姉：そう、そう。とてもじゃないけど、運動なんて無理です!

AYA：今回、私が一番着目したのは、尿もれが心配で運動をしたくても、できない人がいるということ。私はずっと「運動すること」を推奨してきたけれど、できない人をできる状態に導くことが必要なんじゃないかと痛感しました。そこで骨盤底筋のトレーニングを提案しなくちゃ!と思ったんです。

ちつ姉：それが、膣トレをいかした「フェムトレ」ですね。AYAさんのフェムトレは、骨盤底筋が効率的に鍛えられてすごくいい!

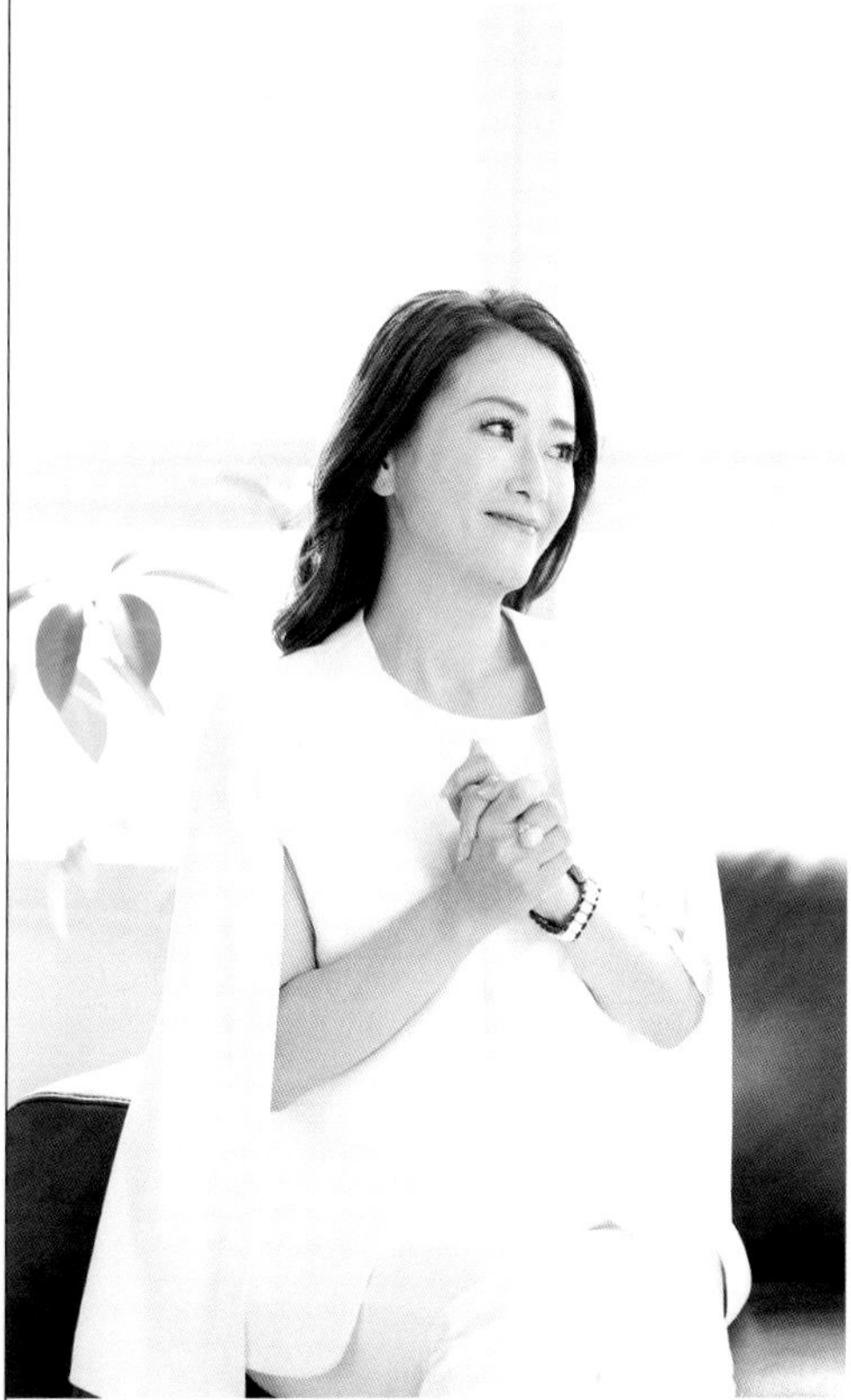

TALK

ちつ姉：先ほどもお話ししたように、私は産後の尿もれがひどくて。おまけに肌もシミだらけになっていたんです。もう、どうしていいかわからず途方に暮れていました。そんな私を救ってくれたのが膣トレと膣ケアでした。助産院のすすめで膣トレを始めると、あれだけ壮絶だった尿もれが改善したんです。それから膣口付近の傷もひどかったのでソープ選びや膣周りの洗い方にも気をつけました。それらを半年くらい続けると、顔のシミもすっかり消えていたんです。

AYA：膣トレや膣ケアで、美肌にもなれたってことなんですよね!?

ちつ姉：シミは消えるし、冷えは改善するし、産後なかなか落ちなかった体重が25kg減量！　どんどん自分が変わっていったので本当に驚きました！　それ以来、膣のトレーニングとケアは私の習慣。もし、膣トレや膣ケアと出合っていなかったら、美容業界には戻っていなかったかもしれません…。

AYA：「膣トレ、膣ケア＝尿もれ対策」と思っていたけれど、それだけじゃない！　美容にもたくさんのいい効果があるんですね。

ちつ姉：尿もれ対策や予防になることはもちろんなのですが、美容効果も大！　キレイになりたければ、膣のトレーニングとケアを今すぐやるべし！なんですよ。

AYA

ちつ姉の美肌は、膣トレの賜物なんですね!!

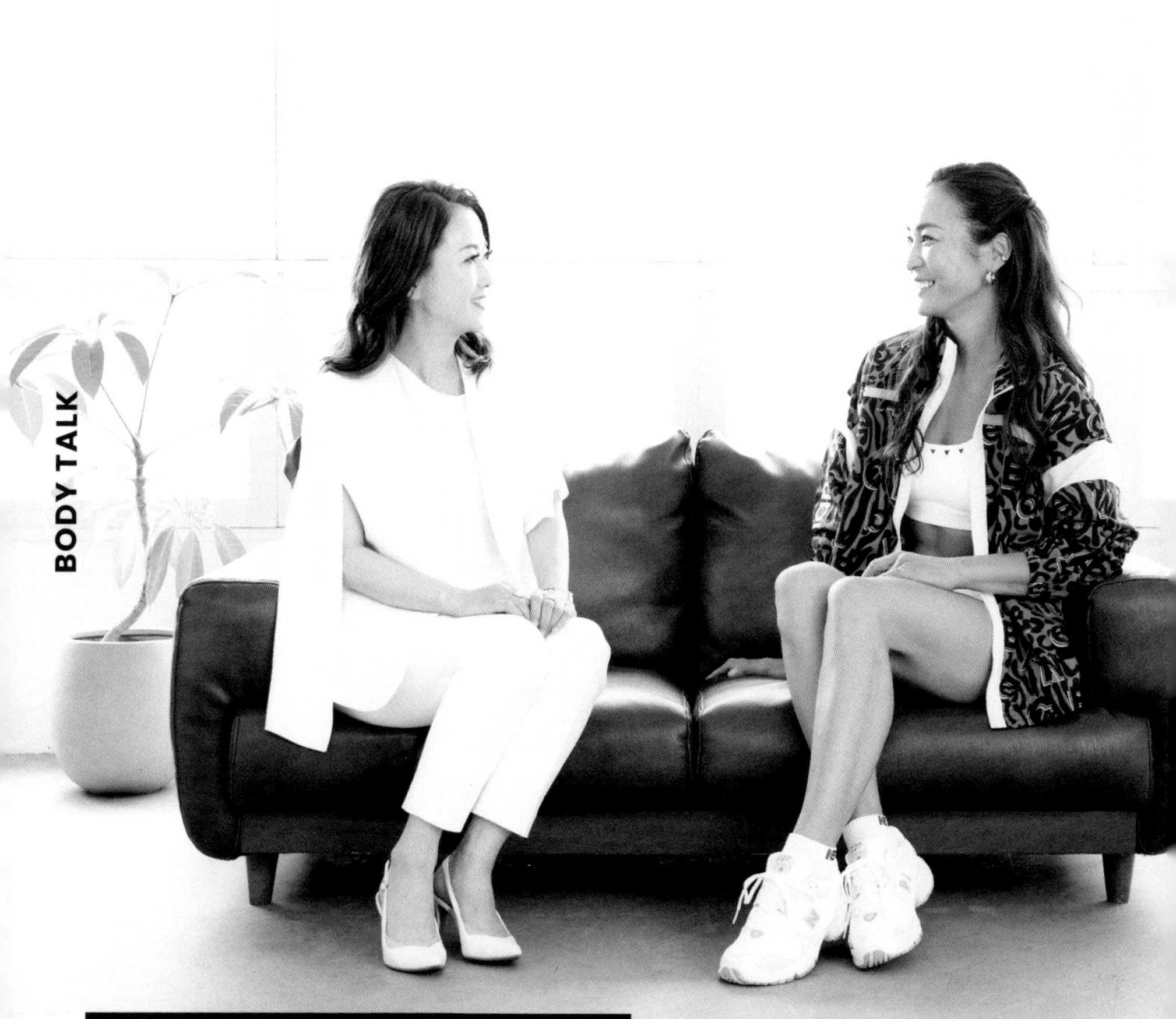

膣トレと出合って、産後のシミも消えたんです

ちつ姉

AYA&ちつ姉が教える！

膣トレ・膣ケアをやるべき5つの理由

尿もれ、肌のシミ・たるみ・くすみ、冷え、産後太り、メンタル不調…。出産後、さまざまな不調に見舞われたちつ姉。「もう美容業界には戻れない」と思い悩んでいたちつ姉を救ったのは、膣周りのトレーニングとケアでした。

膣トレ、膣ケアを続けたちつ姉は、体調も肌の調子もみるみる回復。顔中にできていたシミはすっかり消えて、約25kgの減量にも成功。壮絶な日々が嘘のように、見事に復活しました。

そんな体験から、「膣トレ、膣ケア」には驚くべきパワーがあることを実感。そして、女性の健康と美容には「膣」が深く関係していることを確信しました！

つまり、女性にとって「膣」はとても大事な場所。それなのに、無関心な人、ケアをおろそかにしている人は多いですよね。

体や肌とも深く関わる膣のケアをおろそかにすれば、体調不良を招いたり、体形が崩れたり、肌や体の老化を早めてしまいます。

それから、膣トレや膣ケアは産後の人だけがやればいいものではありません。出産経験問わず、年齢問わず全女性に必要なこと！健康でキレイでいたいと思うなら「膣トレ、膣ケア」は不可欠。ここではその具体的な理由をお伝えしていきます。

理由
01

尿もれの改善や予防に効果てきめん

出産経験のありなしにかかわらず、人知れず悩んでいる人も多い「尿もれ」。その改善や予防に最も必要なのは、ずばり「膣トレ」です。

尿もれの原因は、膣のゆるみにも大きく関わる「骨盤底筋」という筋肉が弱ってしまうこと。骨盤底筋は骨盤の底にあって、子宮や膀胱などを支えている筋肉ですが、膣や尿道口をキュッと締める働きもあります。しかし、弱ってしまうとうまく締めることができず、尿もれが起こってしまうのです。

膣トレはこの骨盤底筋にアプローチするトレーニングなので、尿もれの改善、予防にも効果的です。

詳しくは P.32へ

理由
02

ぽっこりお腹や姿勢が改善。ペタ腹が手に入る

膣トレでアプローチする「骨盤底筋」は、骨盤の下側から子宮や膀胱、腸などの臓器をハンモックのように支えている筋肉ですが、ここが弱ってしまうと、臓器をうまく支えられません。すると、内臓が下垂して下腹がぽっこり出てしまいます。さらに、下腹が出ると骨盤が傾き、反り腰になるなど姿勢も悪くなりがち。

膣トレで骨盤底筋を鍛えれば、下垂していた内臓が引き上がるので、ぽっこりお腹が解消。ペタ腹やウエストシェイプ、ヒップアップ、姿勢の改善なども叶うので、ボディラインもすっきり。どんどん体型が変わります。

詳しくは P.48へ

理由

03

毛穴、シミ、くすみ…が解消。美肌効果大！

健康はもちろん、肌の調子にも深く関わっているのが血流です。血流がよくなると、全身に酸素や栄養素が行き渡るので肌のツヤもアップ。反対に血流が悪いと肌がくすんだり、乾燥したり、毛穴が開いたり…さまざまな肌トラブルにつながってしまいます。血流がいい体こそ美肌の基本ですが、その促進に効果的なのが、まさに膣トレ！

というのも、膣のまわりには毛細血管がたくさん集まっているため膣を動かすことで血流がアップ！

また、血流がよくなれば全身の代謝も上がるので、やせやすい体になる効果も期待できます。

詳しくは P.80へ

理由
04

冷え、生理痛などの不調も軽減。自律神経も安定

血流の促進は肌だけでなく健康にももちろんメリット大！ 血流がよくなれば体の隅々まで温かい血液が届くので冷えが軽減。子宮のまわりの血流もよくなることで、生理痛が軽減することも。ほかにも疲れにくくなったり、睡眠の質が上がったり、メンタルが安定しやすくなるなど、さまざまな効果が期待できます。

また、膣が乾燥すると体や肌の不調にもつながってしまいますが、膣トレで筋肉を動かしたり、膣まわりをマッサージして血流が上がると、膣のうるおい力もアップ。健康でハリがある膣になると、体や肌も健やかで若々しくなります。

詳しくは P.80へ

理由

05

かゆみ、ニオイ…。デリケートゾーンのお悩みが解決

デリケートゾーンのかゆみやニオイが気になる…。その原因は、「恥垢」かもしれません！
　女性の外性器はヒダが多く、複雑な構造をしています。そのため、細かい汚れが溜まりやすく、お湯でさっと流しただけでは汚れが落とせないのです。特に厄介なのが「恥垢」と言われる尿やおりものが混ざった白っぽい垢で、ニオイやかゆみの原因にもなります。じつは、この恥垢が溜まっている人は少なくありません。そこで大事なのが膣のケア。専用のソープを使った正しい膣ケアがデリケートゾーンのニオイ、かゆみ、黒ずみの改善、予防には必須です。

詳しくは P.84へ

知っておきたい、自分の膣のこと。まずは、セルフチェック

膣まわりの筋肉「骨盤底筋」（P32参照）が衰えてしまう大きな原因は、加齢や妊娠・出産です。

妊娠中は、子宮でどんどん大きくなる赤ちゃんの重みを「骨盤底筋」がダイレクトに支えています。また、出産時は赤ちゃんが通り抜けられるように膣口が大きく引き伸ばされるため、骨盤底筋に大きな負荷がかかり、ゆるんでしまうのです。

妊娠・出産経験のある人は、膣のゆるみを実感したかもしれません。しかし、ゆるむ原因は妊娠・出産だけではありません。運動不足や座りっぱなしの生活習慣などによる下半身の筋力低下も、膣のゆるみの大きな原因に…。

ずばり、出産経験や年齢に関係なく、膣周りの筋肉が衰えている人が増えています！　だから、「出産経験がないから大丈夫」、「年齢的にもまだ若いし、関係ない」と思うのは間違い！　誰も人ごとではないのです。

まずは、あなたの膣の力を左の表でチェックしてみましょう。1つでも当てはまれば膣まわりの筋肉がゆるんだり、衰えたりしている可能性大。

放置すれば尿もれ、体調不良、肌不調、メンタル不調などを引き起こしたり、悪化させてしまいかねません。早めの対処が必要です！

膣のゆるみ度をチェックしてみましょう

	座っているときに両ひざをつけるのがつらく、自然と脚が開いてしまう
	歩いているときに、ペタペタと音が鳴る
	下腹が出ている
	下半身やお腹周りの肉づきがいい
	お風呂上がりに、膣からお湯が出てくることがある
	性交渉や運動のあとに膣から空気がもれてくることがある
	デスクワークなど座りっぱなしのことが多い
	くしゃみやせきをしたとき、ジャンプをしたときなどに、尿もれをしがち
	便秘ぎみ
	産後に膣や骨盤ケアをしていない

1つでも当てはまったら…

膣のゆるみのサイン!

「膣のゆるみ＝尿もれ」と思っている人も多いですが、体形や日常の動作などにもそのサインは現れてきます。上記の項目に1つでも当てはまれば、膣がゆるみ始めているかもしれません。

不調改善、ボディメイク、美肌……。

膣トレ・膣ケアはいいこと尽くめ!

ここまでお伝えしてきたように「膣」は女性の健康と美容に深く関わる大事な場所。膣トレで膣の周りの筋肉、「骨盤底筋」（Ｐ32参照）を鍛えれば、尿もれの改善や予防になることはもちろん、内臓が本来の位置に収まるので、ぽっこりお腹も改善！　ほかにも膣トレで血流がよくなることで冷えや生理痛の改善につながったり、肌のツヤがアップしたり…。膣ケアはデリケートゾーンのかゆみやニオイ対策に効果てきめん。膣トレ、膣ケアは女性の健康や美容にいいこと尽くめなのです！

Ｐ25の項目で1つでも当てはまった人は、膣がゆるんでいる可能性があります。2章以降の膣トレや膣ケアをすぐに始めましょう。「1つも当てはまらなかった」という人も油断はできません。なぜならば、膣も肌やボディと同じで年齢とともに老化してしまうから。ケアをしなければ、どんどん衰えてしまうのです。だから、今は大丈夫でも、放っておけばもれなく老後にゆるんでしまう可能性大！

今から鍛えておくことは、将来の健康と美容の維持につながります。それから、今後妊娠や出産を考えている人も鍛えておくことが賢明！　事前に強化をしておくことで、産後の膣のゆるみを軽減できます。

期待できる効果はたくさん!

1
姿勢がよくなりペタ腹に!

2
尿もれの改善

3
デリケートゾーンのかゆみやニオイの改善

4
肌ツヤがアップし美肌に!

さらに、こんな効果も!

- 冷えや不調の改善
- 睡眠の質がよくなる
- 代謝が上がりやすい体に
- 便秘の改善
- メンタルの安定

…etc.

肌ケアやメイクをするように、膣トレ・膣ケアも習慣にしたい！

みなさんは、「膣」にどんなイメージをもっていましたか。そもそも膣の話に触れたことがなかった人も多いのではないでしょうか。というのも、日本ではなんとなく膣の話はタブーなイメージがあります。それに、学校でも教わることはほとんどありませんよね。

でも、海外では膣のケアは子どもでも常識。膣は顔と同じくらい大事な場所として認識されているので、毎日鏡で顔を見るように膣周りもチェック。スキンケアをするようにケアすることが当たり前で、何もしなければ、肌やボディと同じように乾燥したりたるんだりしてしまいます。そして、お伝えしてきたように、膣は健康や美に直結する場所。顔のように人目につく場所ではありませんが、膣の健康こそが、美を左右します！

それに実践しているか、していないかで人生や生活も大きく違ってきます。たとえば、膣トレを習慣にしている人とそうでない人では、出産後や老後の尿もれとの関わり方も違います。いつまでも健康でキレイでいるためには、「膣トレ、膣ケア」が不可欠。2章からは、それらを含めたAYA&ちつ姉考案の「フェムトレ」「フェムケア」を紹介しています。ぜひ、スキンケアやメイクをするように、習慣にしましょう。

AYA&ちつ姉が 最強美膣トレ・膣ケアを提案！

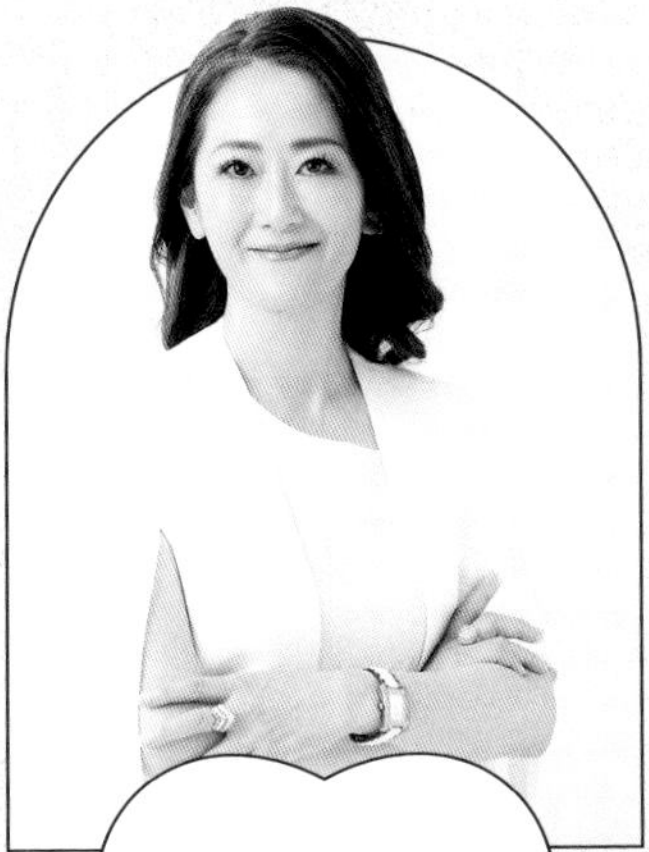

ちつ姉直伝！ フェムケア

膣と美容の深い関係を、ちつ姉が詳しく解説！　知っているようで知らなかったデリケートゾーンの構造や特徴、正しい洗い方や保湿の方法も教えます。

CHAPTER 4
Page 67

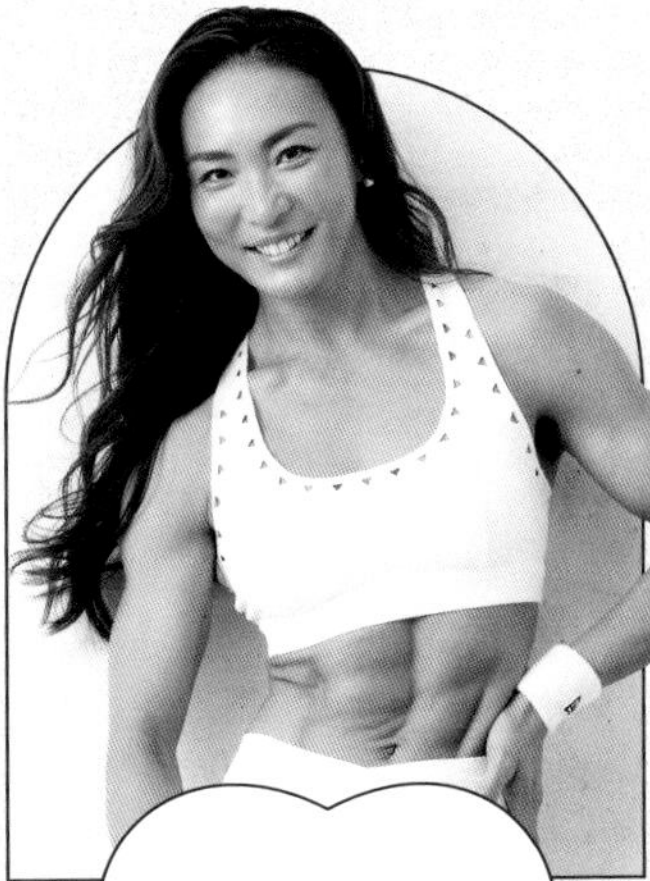

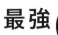

AYA考案！ フェムトレ

AYAが膣トレをいかした、オリジナルのフェムトレを考案。膣を鍛えるために大事なのは、呼吸と想像力！　やり方とコツを詳しく紹介します。

CHAPTER 3
Page 47

CHAPTER 2
Page 31

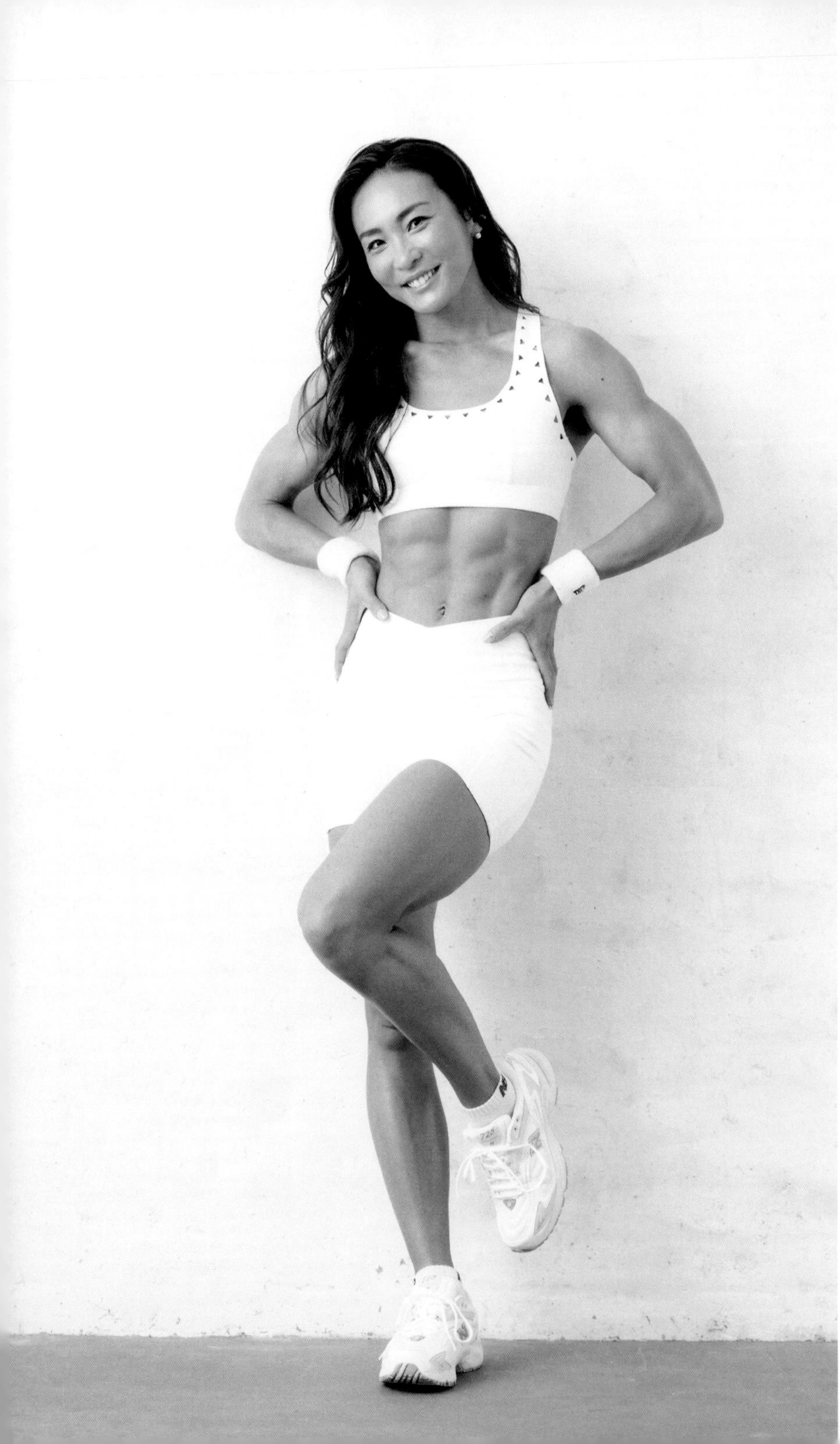

Breathing Method Fem Training by AYA

CHAPTER

2

カギは呼吸にあり!

AYA式フェムトレ

呼吸編

膣トレをいかした、AYA流フェムトレの要は「呼吸」。腹圧をかけながら呼吸をすることで、膣を締める役割をもつ骨盤底筋を効率的に鍛えます。ここでは、フェムトレの基本となる、呼吸法をマスターしましょう。

Breathing Method Fem Training by AYA

膣トレでアプローチするのは体の深層部にある骨盤底筋！

トレーニングに入る前に、しっかり説明しておきたいのが「骨盤底筋」です。

1章でも触れてきましたが、「膣トレ」でアプローチするのは膣そのものではないのです。鍛えるのは、膣の周りにある「骨盤底筋」という筋肉。なぜならば、この筋肉にこそ、膣をキュッと締める働きがあるからです。

つまり、「膣の力＝骨盤底筋の力」。そして、膣トレ＝骨盤底筋のトレーニングです。

ところで、骨盤底筋と聞いてもあまりピンとこない人も多いのではないでしょうか。

骨盤底筋とは、その名のとおり骨盤の底にあり、膀胱、子宮、腸をハンモックのように支えています。そして、体の深層部にあることも、この筋肉の特徴。

体の表層にある筋肉ならば、動かしたときに、動きを目で見たり、手で触ったりすることができます。しかし、奥深くにある骨盤底筋はそれができません。そのため、動かしにくく、動いているかどうかもわかりにくい…。それも放置されやすい理由のひとつです。

そんなわかりにくい存在でありながらも、女性の健康と美容に重要な役割をする筋肉。弱ってしまうと膣だけでなく尿道口や肛門をキュッと締めることができないため、尿もれが起こってしまいます。また内臓を支えることとも大きな役割。筋力が低下すると臓器が下垂し、ぽっこりお腹に。さらに筋力低下がひどくなると、膣口から臓器が飛び出す、臓器脱が起こってしまうこともあるのです。

骨盤底筋はここにある!

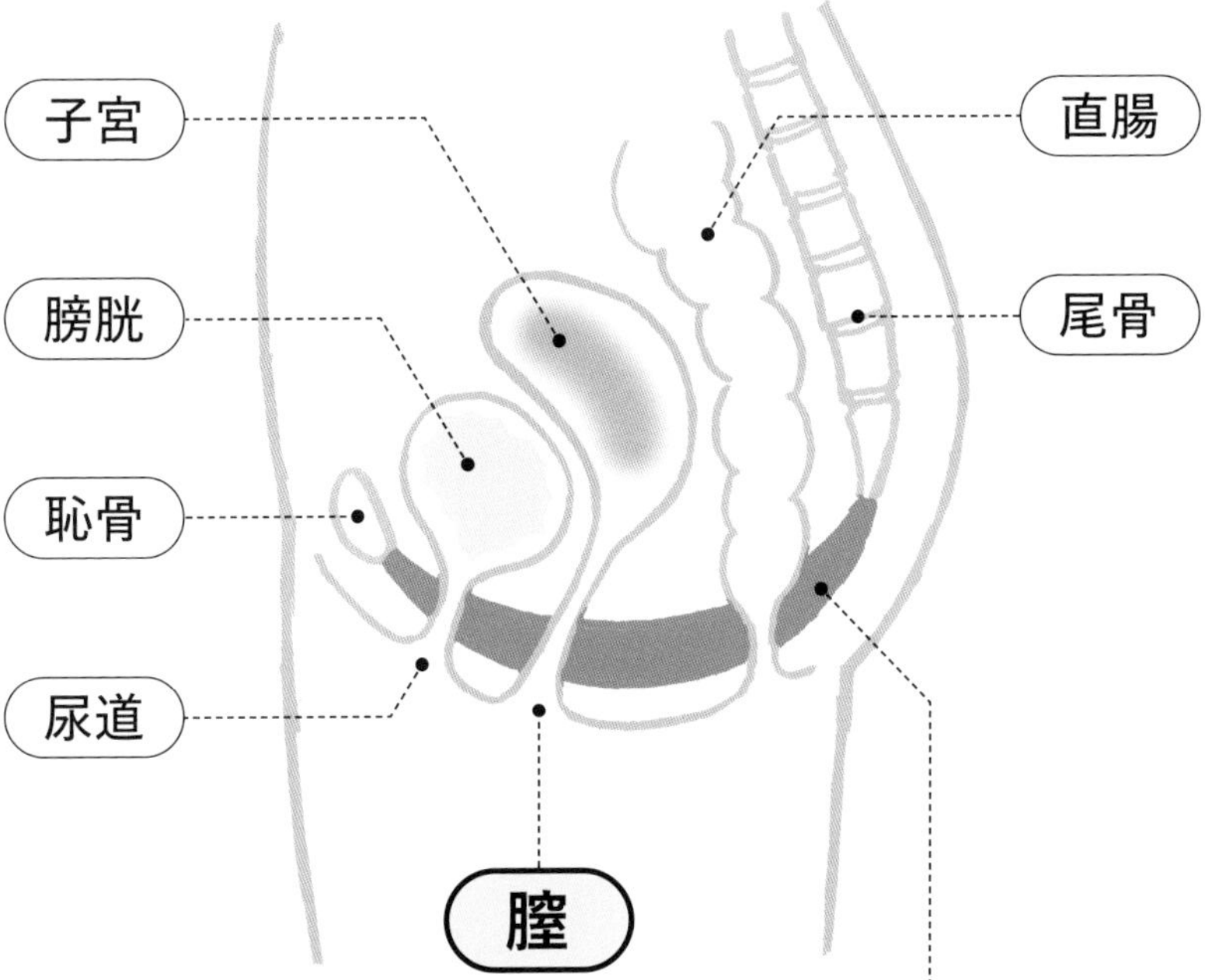

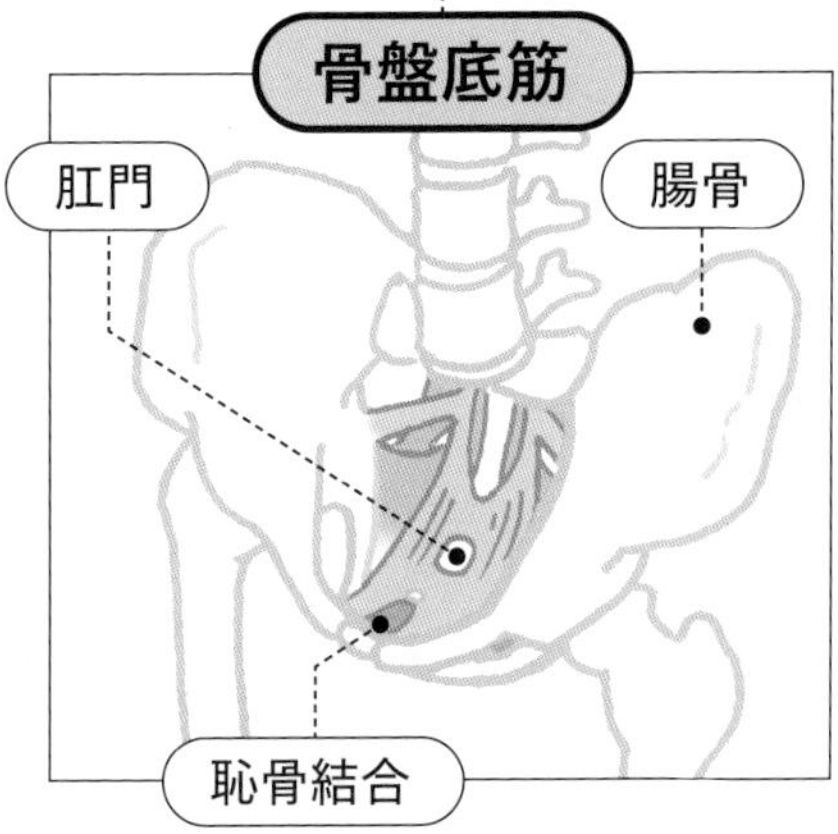

骨盤底筋の役割は…

子宮などの
臓器を支える

尿道口や肛門を
引き締める

内臓の位置を維持し
正しい姿勢を保つ

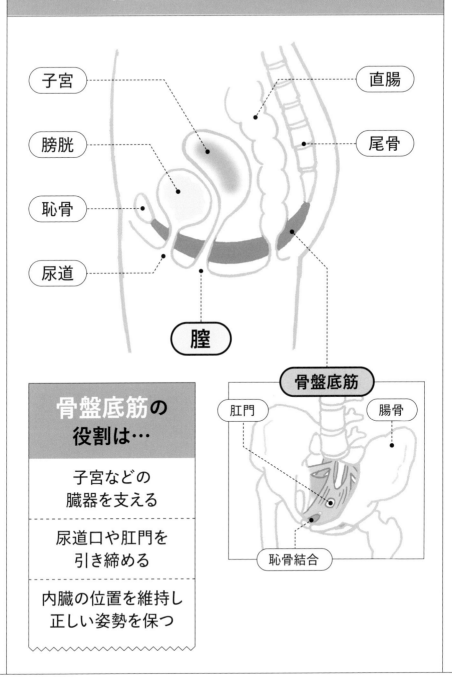

骨盤底筋は、呼吸と連動する筋肉

Ｐ32でお伝えしたように、骨盤底筋は体の奥深くにある特殊な筋肉です。お腹やお尻の表層にある筋肉ならば、腹筋やスクワットのような関節を動かす動作でアプローチできますが、深層部の骨盤底筋はそれができません。そこで注目したいのが、「呼吸」です。

骨盤底筋を動かすためには、呼吸のサポートがポイントになり、そこに深く関わってくるのが、骨盤底筋を含めた４つの筋肉、「インナーユニット」です。

インナーユニットとは、体幹の深層部にある４つの筋肉のこと。深い呼吸をすると動く「横隔膜」、背骨に沿って位置する「多裂筋」、コルセットのように腹部を左右から支える「腹横筋」、そして、「骨盤底筋」です。

じつは、これらの筋肉は連動する性質があります。深い呼吸をすると胸にある「横隔膜」が動くので、それによって骨盤底筋にもアプローチができるのです。

ちなみに、日常の自然な呼吸では息を吐くと横隔膜が上がり、それに連動して骨盤底筋も引き上がります。吸うときは横隔膜が下がるので骨盤底筋も下がり、脱力した状態に。体の奥深くの小さな動きなのでわかりにくいのですが、まずは呼吸と骨盤底筋の連動の感覚をつかんでみましょう。

ただし、ＡＹＡ式「フェムトレ」では、日常の呼吸とは異なり、骨盤底筋にさらに効率よくアプローチできる呼吸法を提案します。Ｐ36ではそのポイントを説明していきます。

横隔膜が動くと、骨盤底筋も動く

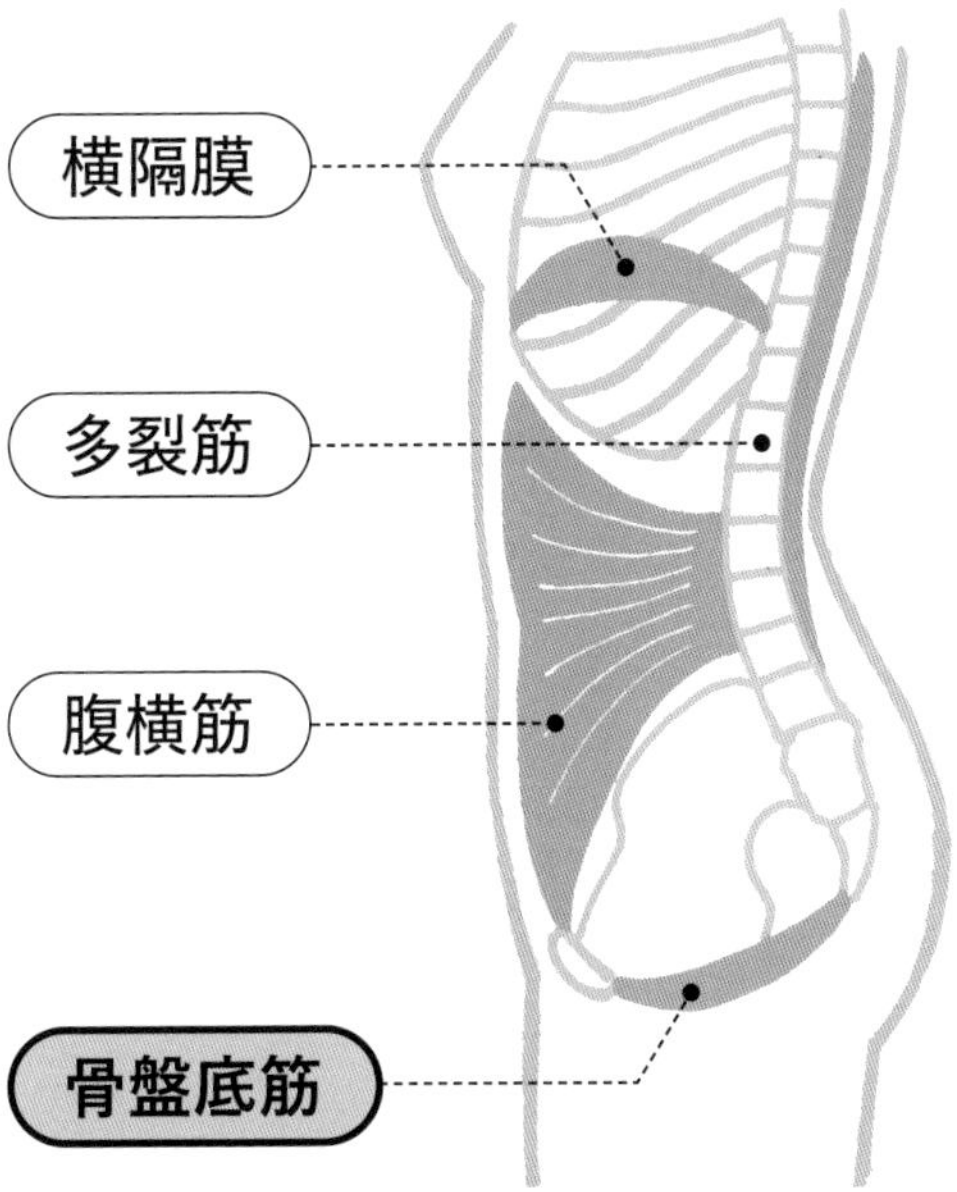
横隔膜
多裂筋
腹横筋
骨盤底筋

横隔膜、多裂筋、腹横筋、骨盤底筋の4つの筋肉を合わせて、インナーユニットと呼ぶ。4つは連動するので、呼吸で横隔膜を動かせば、骨盤底筋にもアプローチできる。

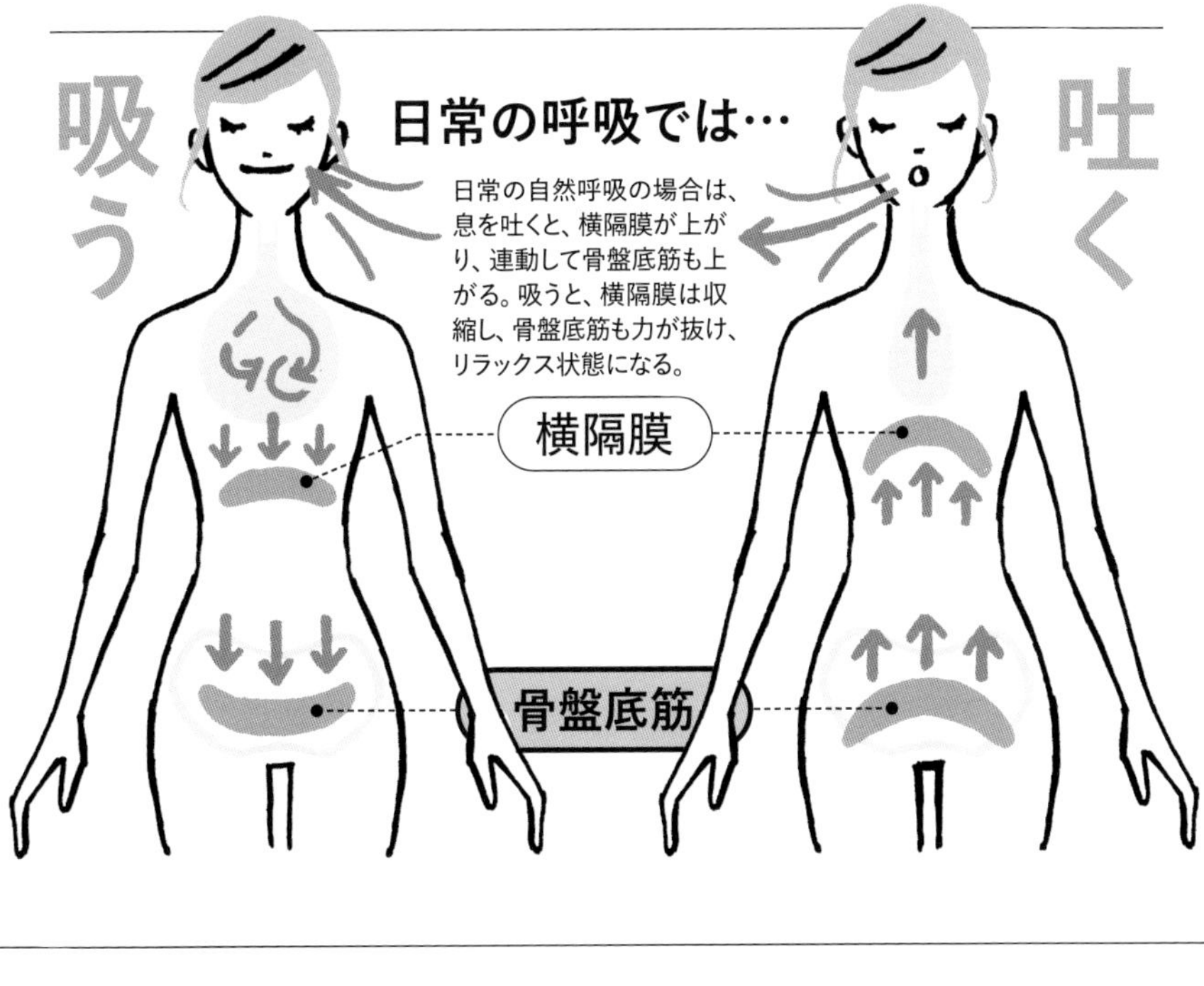
吸う
吐く
日常の呼吸では…
日常の自然呼吸の場合は、息を吐くと、横隔膜が上がり、連動して骨盤底筋も上がる。吸うと、横隔膜は収縮し、骨盤底筋も力が抜け、リラックス状態になる。
横隔膜
骨盤底筋

お腹に圧をかけながら呼吸をすることで骨盤底筋を効率よく鍛える

　骨盤底筋を動かすためには呼吸がカギですが、ＡＹＡ式フェムトレでは、同時に腹圧をかけることもポイントです。

　Ｐ34でお伝えしたように大きく息を吐くと横隔膜が引き上がり、骨盤底筋も引き上がります。そして、日常の自然な呼吸の場合、息を吸うと同時に横隔膜が下がり、骨盤底筋も下がって脱力します。

　ＡＹＡ式フェムトレの場合は、息を吐く前にグーッと腹圧をかけることがポイント。おへその下が平らになるようにできるだけへこませ、へこんだ状態をキープ。そして、息を吐き切りながらさらに腹圧をかけます。

　腹圧をかけた状態を維持することで、骨盤底筋が引き上がった状態、つまり活動している状態が続きます。それにより、骨盤底筋の強化ができるのです。お腹をへこますときは、体幹もぐっと締まりますが、このときインナーユニット（Ｐ34参照）のひとつ、腹横筋も働いています。

　この一連の動きは、トレーニング用語では「ドローイン」と呼びます。ドローインは体幹の深層部、つまりインナーユニットを効果的に鍛える方法の代表格で、インナーユニットを鍛えると、お腹がへこむ、姿勢がよくなる、腰痛の改善、疲れにくくなる、代謝が上がる…などメリットがたくさん。骨盤底筋が鍛えられることはもちろん、ほかにもさまざまないい効果が期待できます！

お腹を常にへこませるドローインを意識

おへその下をグッとへこませ腹圧をかける

おへその下が平らになるようにお腹をへこませると、自然と胸が広がり、姿勢もよくなる。この状態で、呼吸し続けることが、AYA式フェムトレ＜呼吸編＞のポイント。

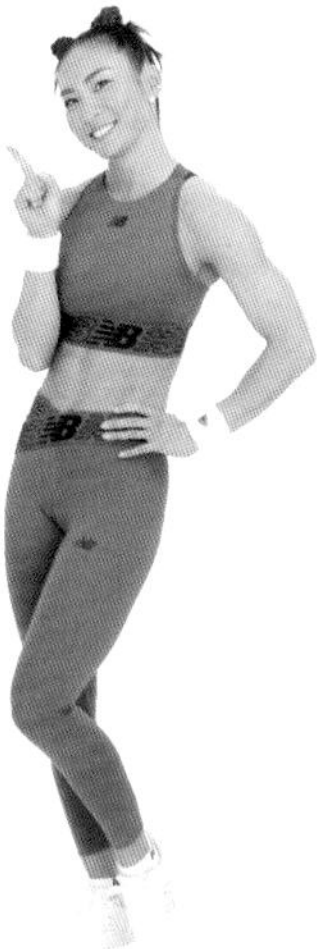

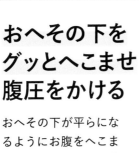

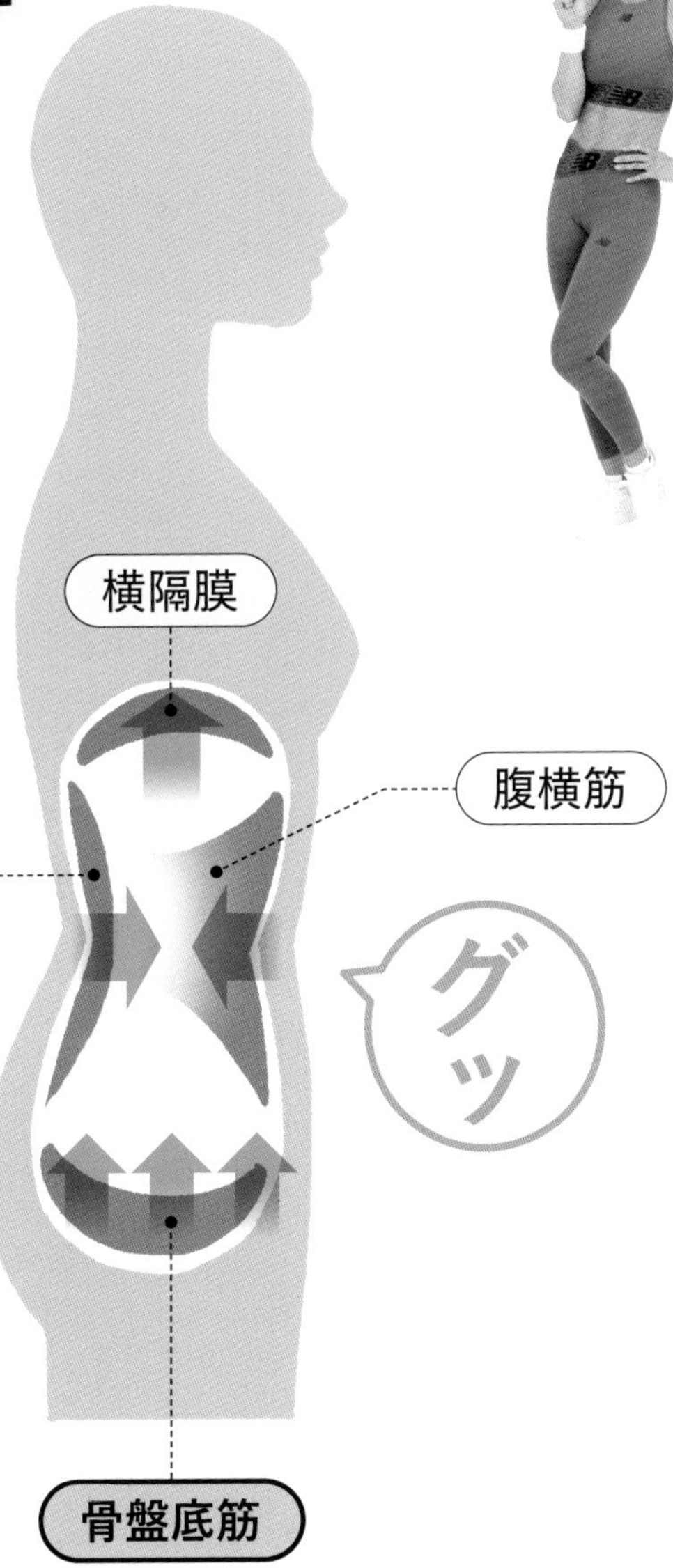

PREPARATION 準備

用意するもの

ストレッチポールがあるとベスト。なければ、バスタオルやヨガマットをくるくると筒状に固めに丸めたものでOK。バスタオル1枚だとポールが細いので2枚重ねるのがおすすめ。

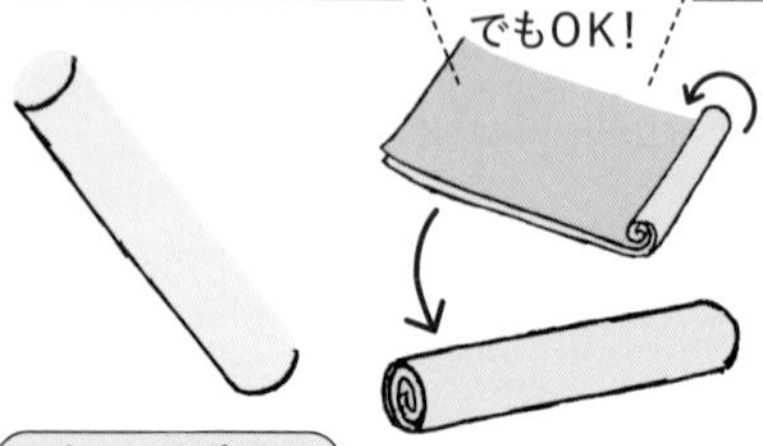

ストレッチポール

Point!

**肩が床に近づき
胸が開きやすくなる**

ポールを背中に置くことで、肩がストンと床方向に落ちる。すると**胸が大きく開き、呼吸がしやすくなる。**

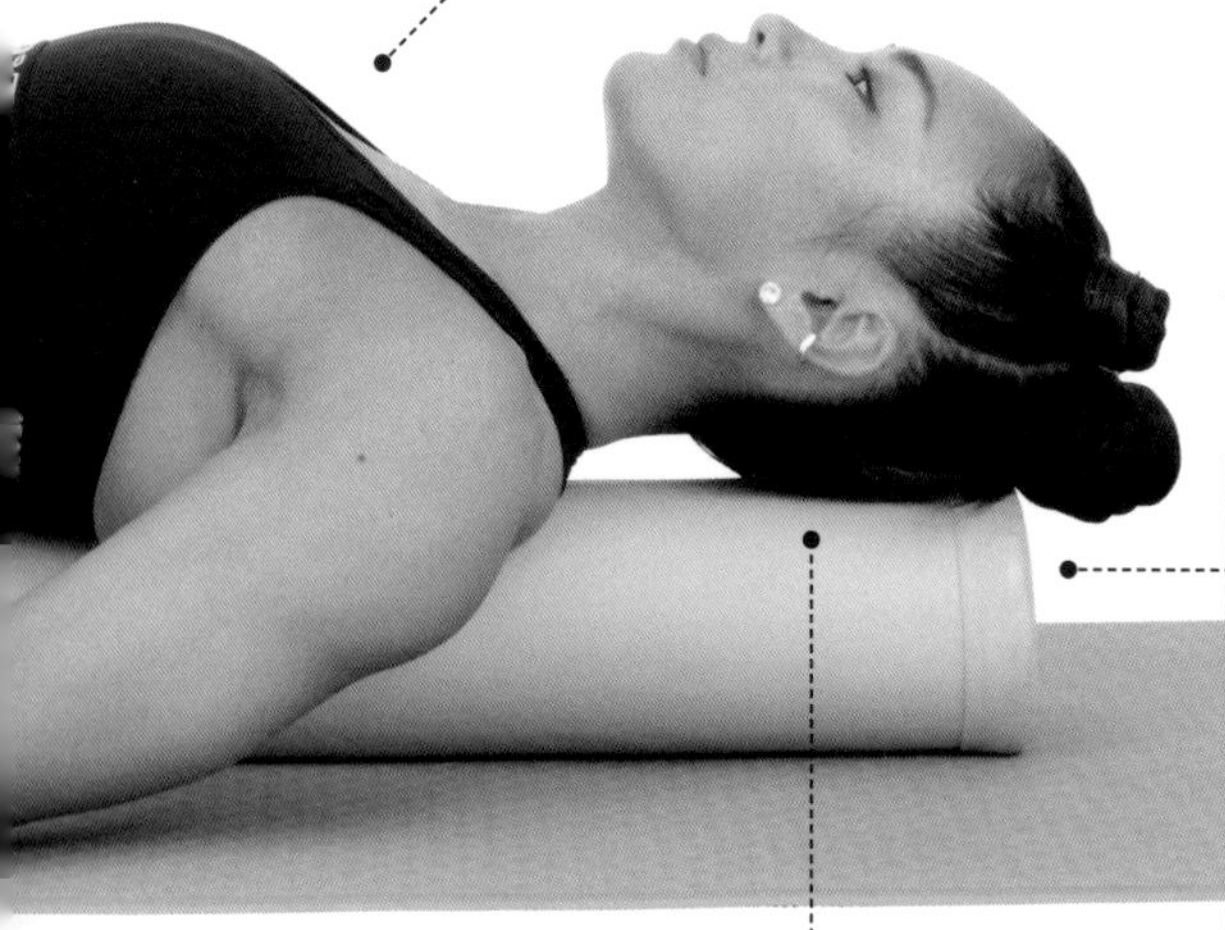

頭もしっかりポールの上にのせる

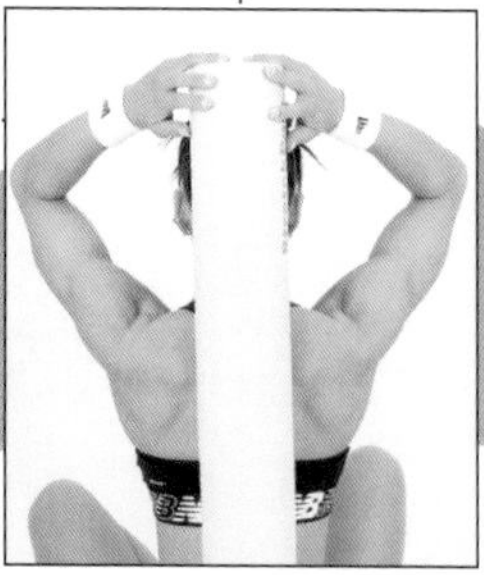

肩甲骨の真ん中に
ストレッチポールをセット

フェムトレ呼吸編の進め方

LEVEL 1	**胸を動かして呼吸をする** お腹ではなく胸を使って呼吸。まず、胸に空気を入れて、胸から吐き出す感覚をマスターします。
LEVEL 2	**お腹をへこませたまま胸で呼吸をし続ける** LEVEL1の呼吸に腹圧をプラス。お腹にグッと力を入れ、へこませた状態で呼吸を続けることで、骨盤底筋にアプローチ。
LEVEL 3	**肋骨を大きく開き呼吸を深める** LEVEL2のトレーニングに肋骨を開きやすくする動きを加えて、骨盤底筋を鍛える効果を高めます。

**確実に
マスターをしてから
次のLEVELへ**

骨盤底筋を鍛えるためには、深い呼吸と腹圧がカギですが、一度に、両方をマスターするのは難しいので段階的に感覚を身につけていきましょう。LEVEL1が確実にできたら次へ進みます。

基本の体勢をマスター

この章のトレーニングでは、胸で呼吸がしやすいようにストレッチポールを使います。まず基本の体勢をマスターしてからLEVEL1へ進みましょう。

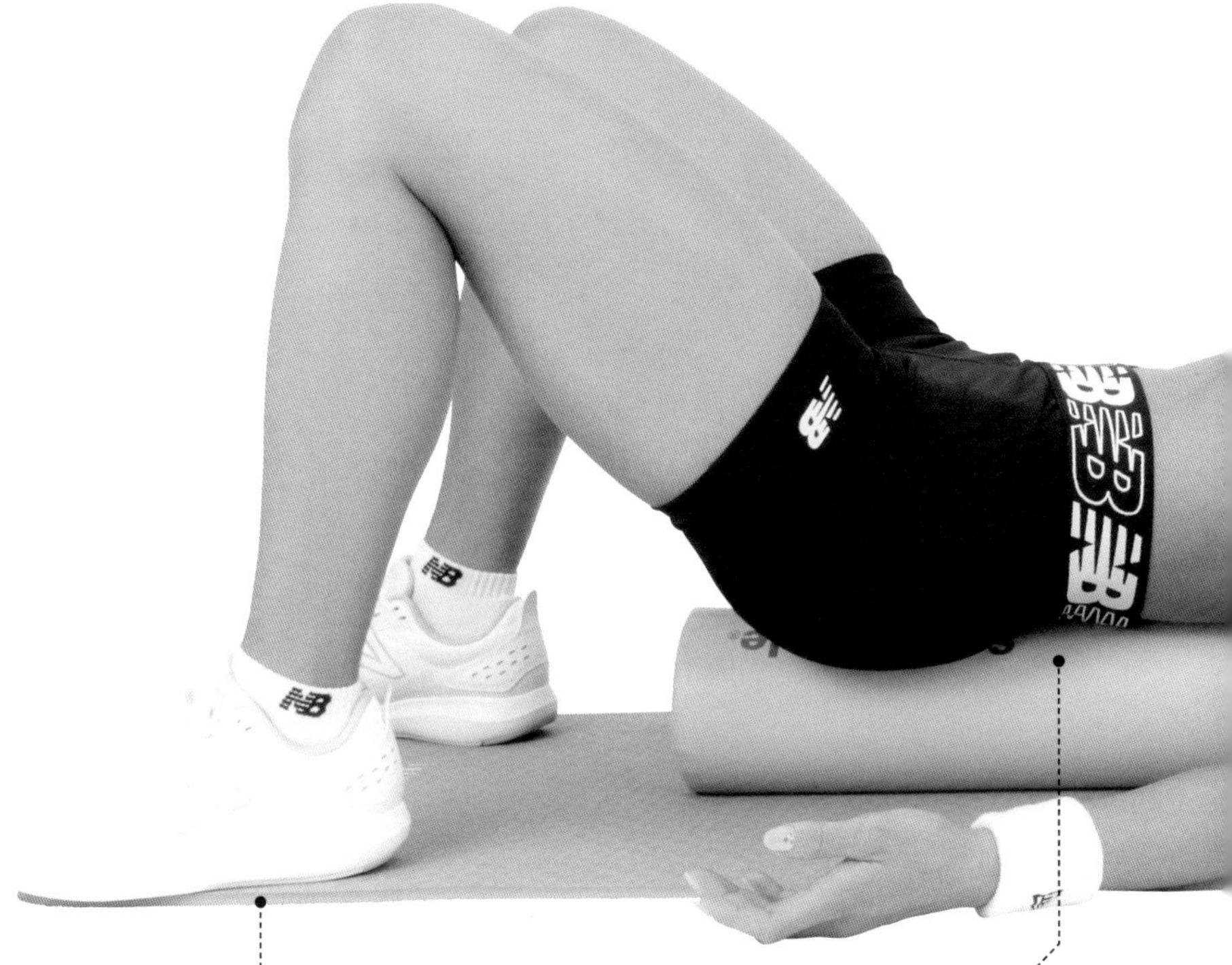

足は踏ん張りやすい
位置にセット

ポールから腰が
浮かないようにする

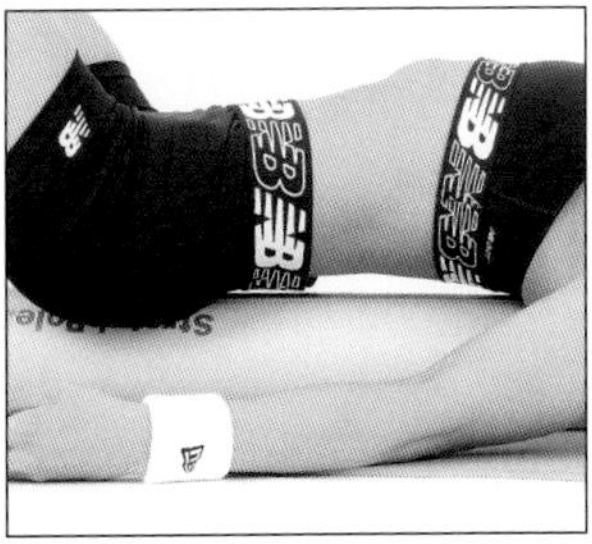

腰が浮いてしまうのはNG

LEVEL 1

胸を動かして呼吸をする

胸式呼吸、腹式呼吸という言葉を聞いたことがある人も多いかもしれません。ここで行うのは胸を使う「胸式呼吸」。呼吸をする際、お腹ではなく胸に空気を入れ、胸から吐き出す感覚を覚えましょう。

Point!

胸を膨らませて呼吸をする

吸った息をお腹ではなく、胸に入れて、胸から吐く。

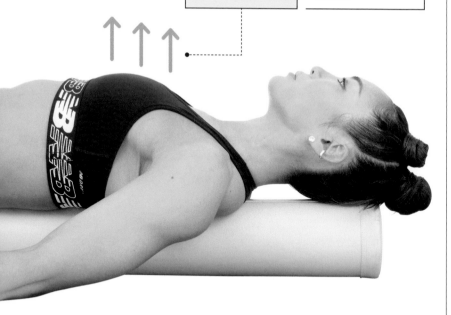

動画をCheck!

step 01 鼻から息を吸い、胸に空気を入れる

P38の基本の体勢に整える。鼻から３秒かけて息を吸い、吸った空気をお腹ではなく胸に入れていく。

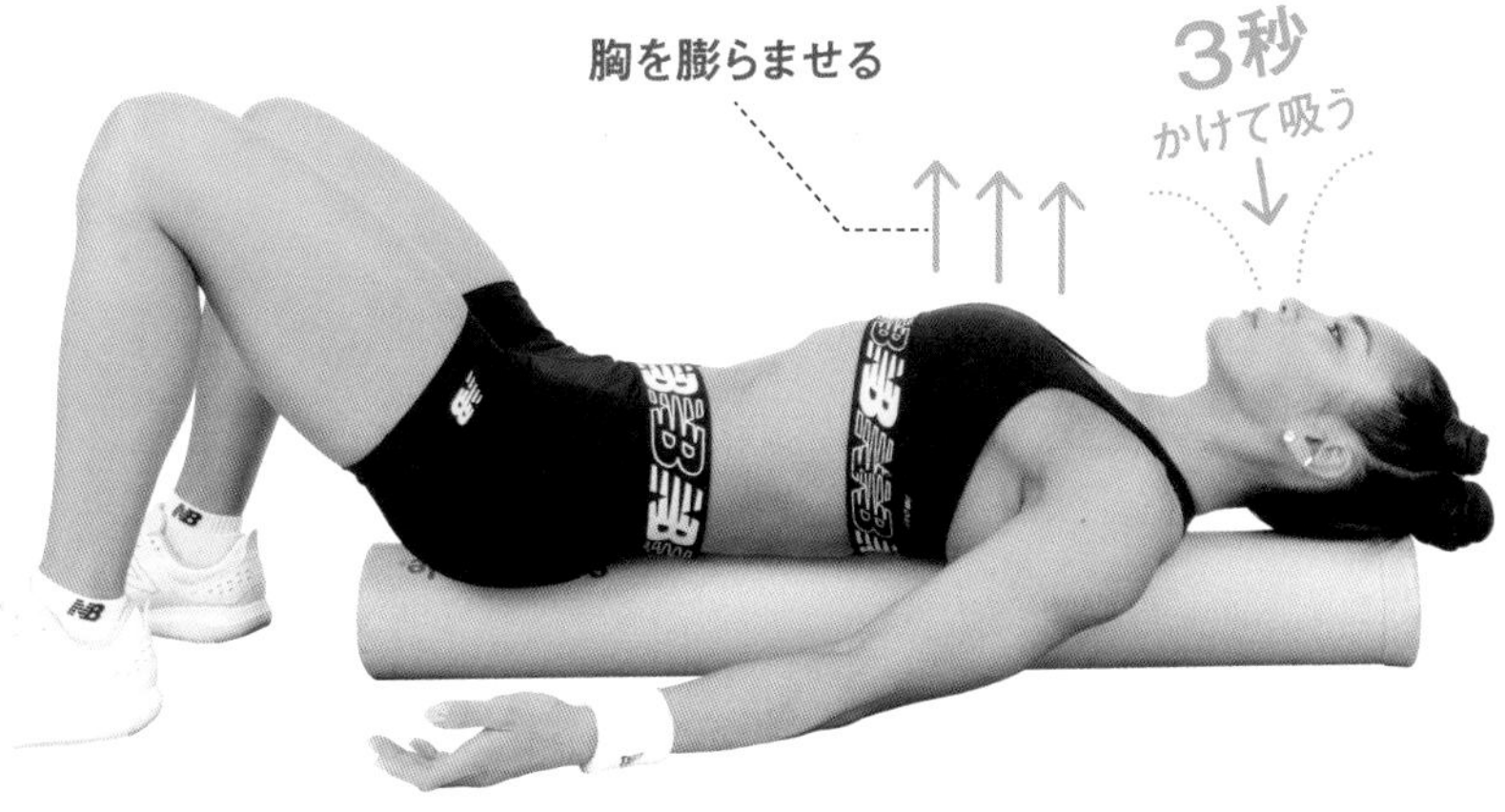

step 02 お腹は動かさず、胸の空気を吐き出す

口から６秒かけて息を吐く。このとき、お腹は動かさず、胸だけをグーッとしぼませていく。この呼吸を10回繰り返す。

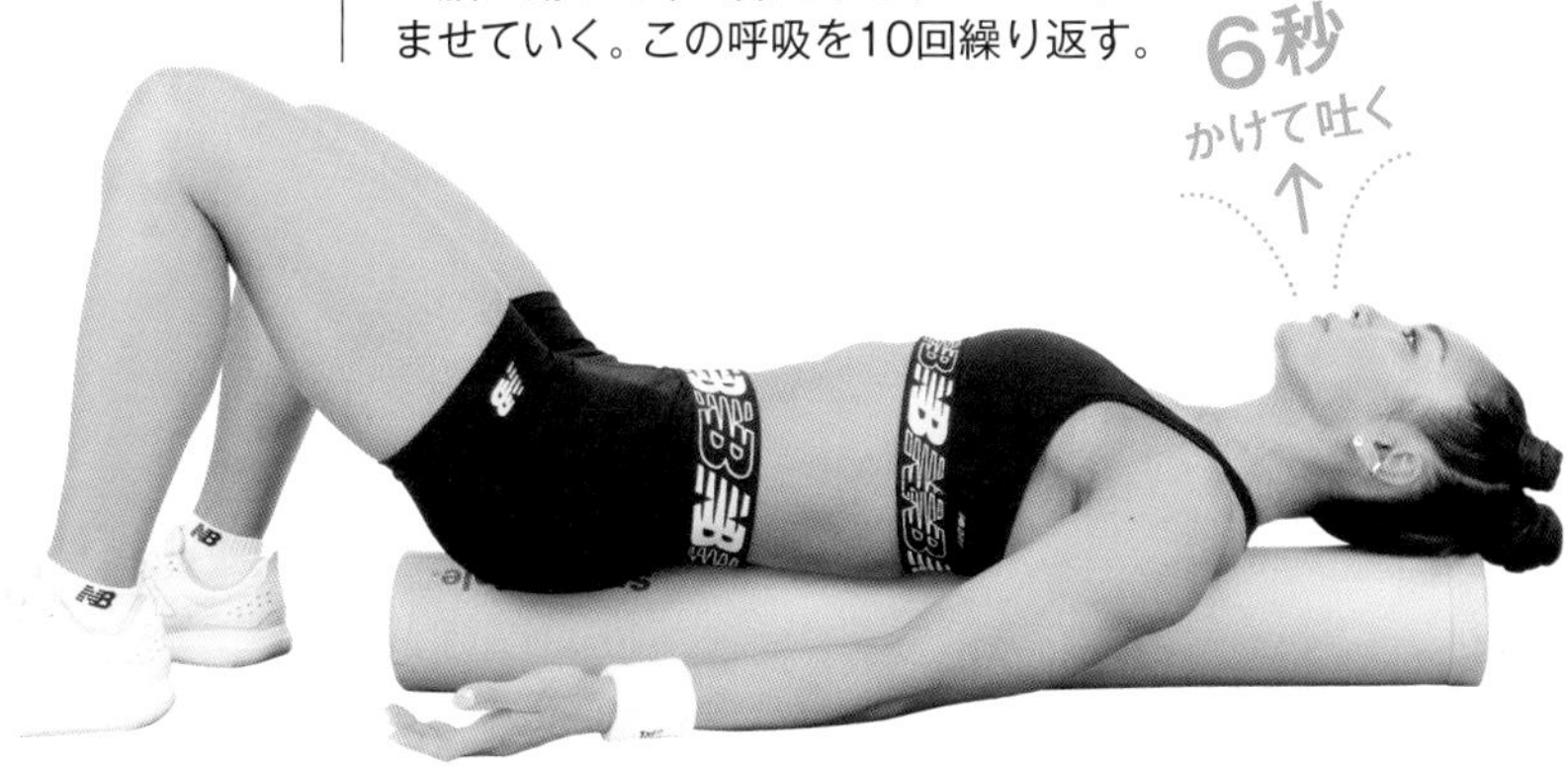

できるようになったら
LEVEL2へ

10回
呼吸する

LEVEL 2

お腹をへこませたまま胸で呼吸をし続ける

LEVEL1で身につけた胸の呼吸に腹圧をプラスします。息を吐くときも腹圧をかけ続け、へこんだお腹をキープ。その後もお腹は膨らませず、胸に空気を入れ、胸から吐き出す呼吸を続けます。

Point!

お腹はへこんだ状態をキープする

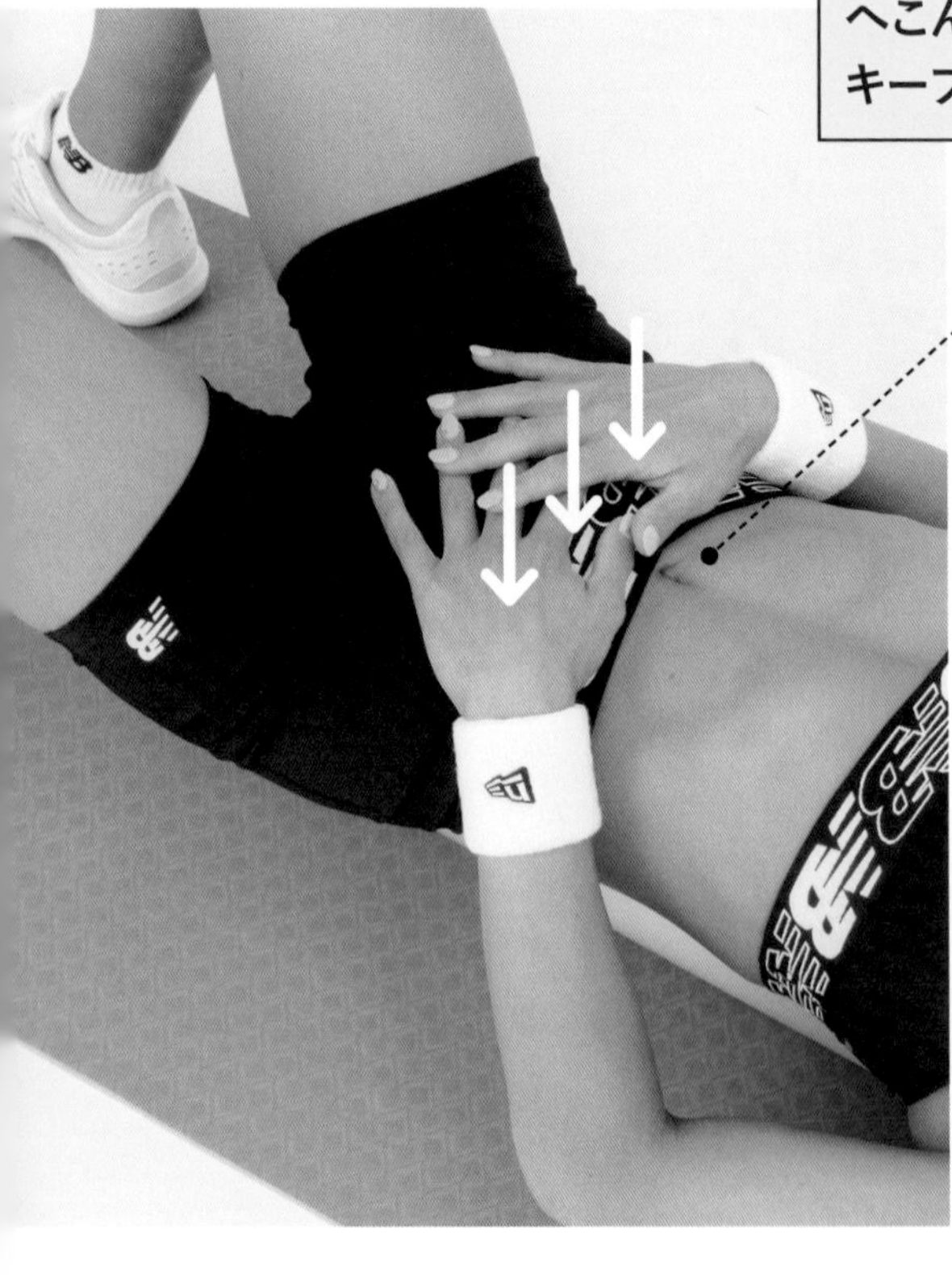

おへそを床につけるようなイメージで、お腹をグッとへこませ、その状態をキープ。お腹がゆるんでこないように、手で押さえておく。

動画をCheck!

step 01 鼻から息を吸い、胸に空気を入れる

P38の基本の体勢に整える。お腹をグッとへこませたまま、鼻から３秒かけて息を吸い、胸に空気を入れ膨らませる。

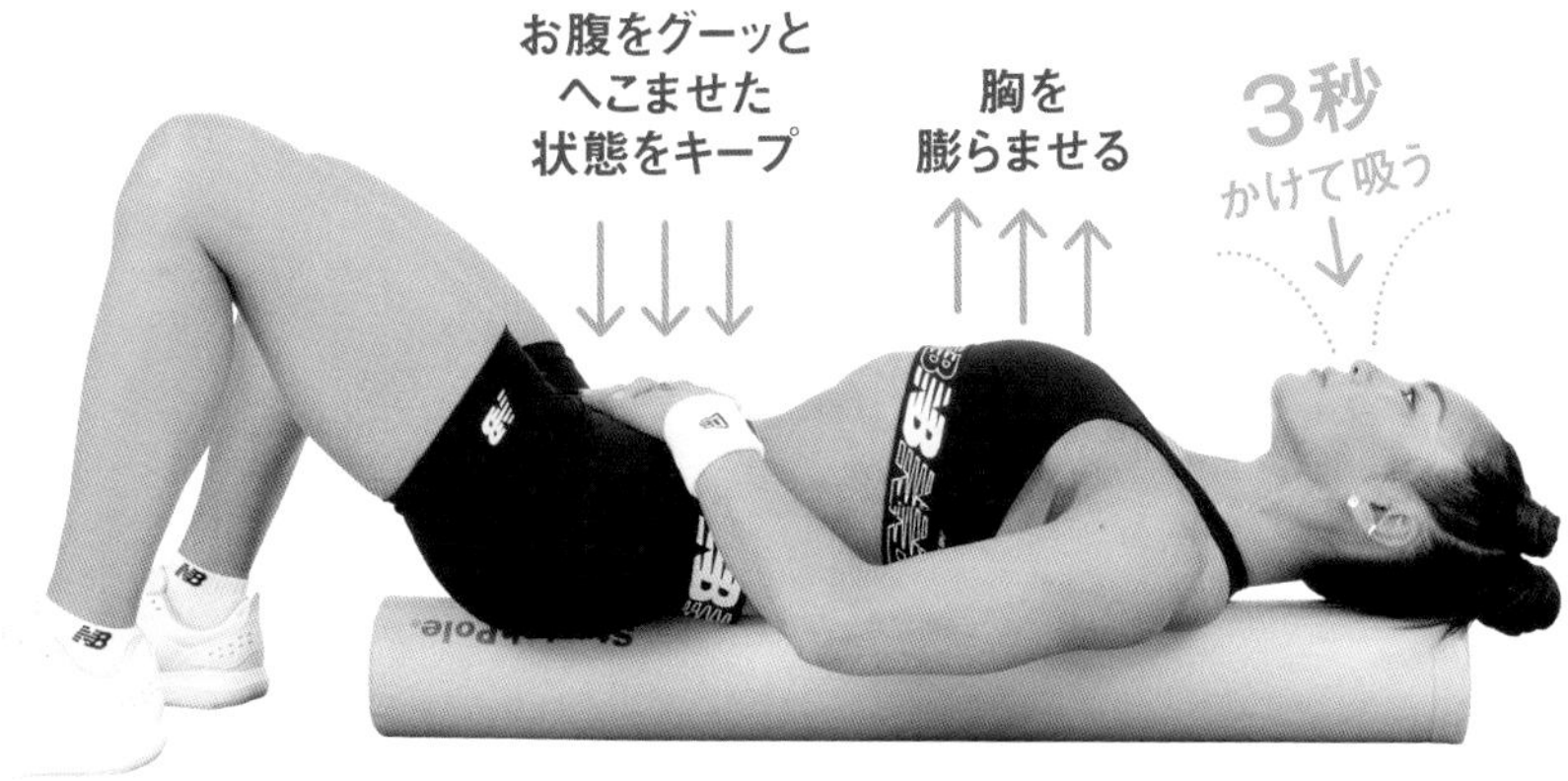
お腹をグーッと
へこませた
状態をキープ
胸を
膨らませる
3秒
かけて吸う

step 02 お腹をへこませ、胸の空気を吐く

口から６秒かけて、胸の空気を吐き出していく。息を吐き切ると同時にお腹をさらにへこませる。お腹がゆるむことなく、胸だけがしぼんでいく。この呼吸を10回繰り返す。

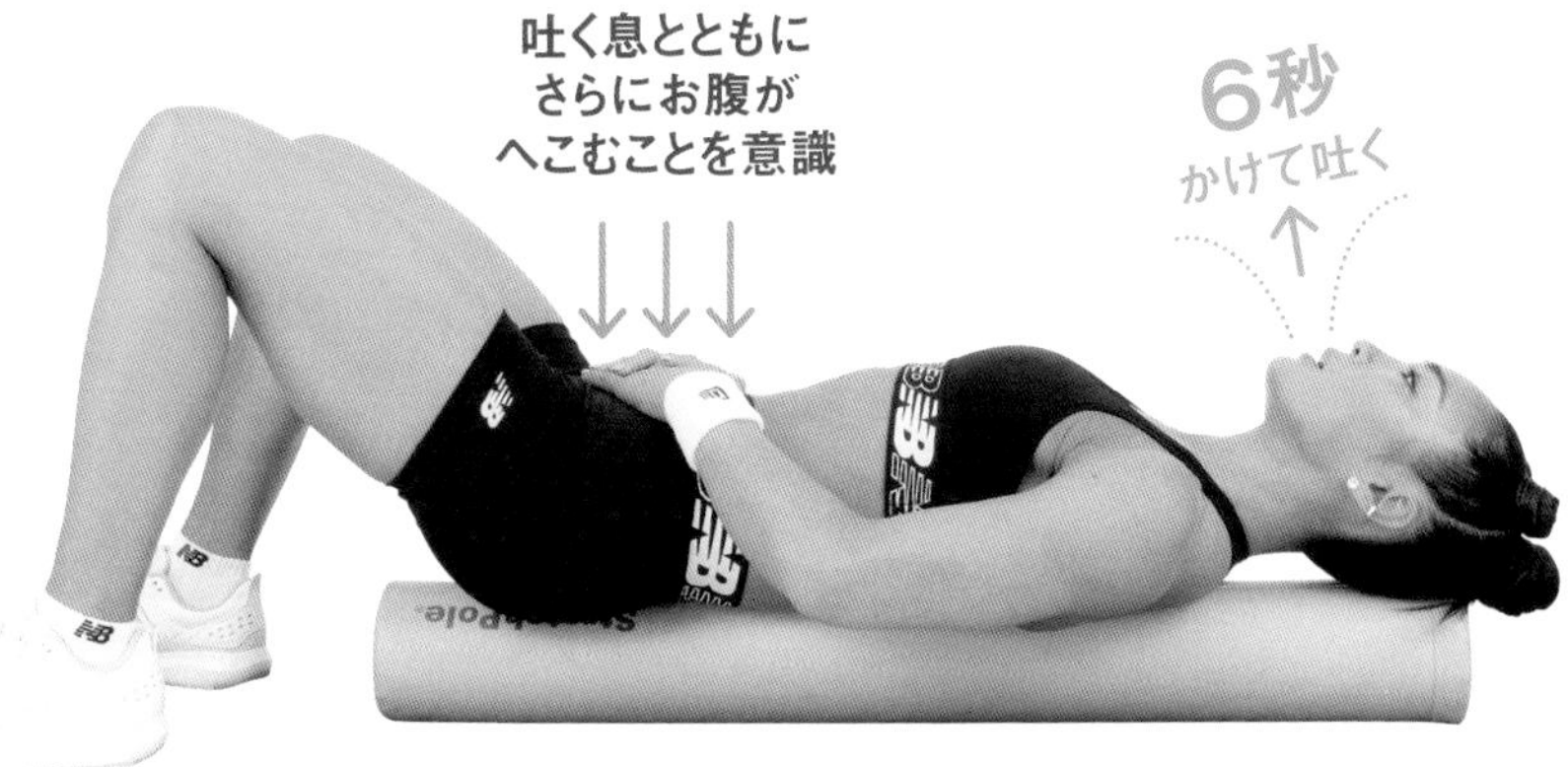
吐く息とともに
さらにお腹が
へこむことを意識
6秒
かけて吐く

できるようになったら
LEVEL3へ

10回
呼吸する

LEVEL 3

肋骨を大きく開き呼吸を深める

LEVEL1、2で呼吸と腹圧をマスターしたら、肋骨を開きやすくする動きをプラス。肋骨を大きく広げることで呼吸が深まれば、骨盤底筋を鍛える効果も高まります。ここでも、腹圧を常にかけ続けることが大事！

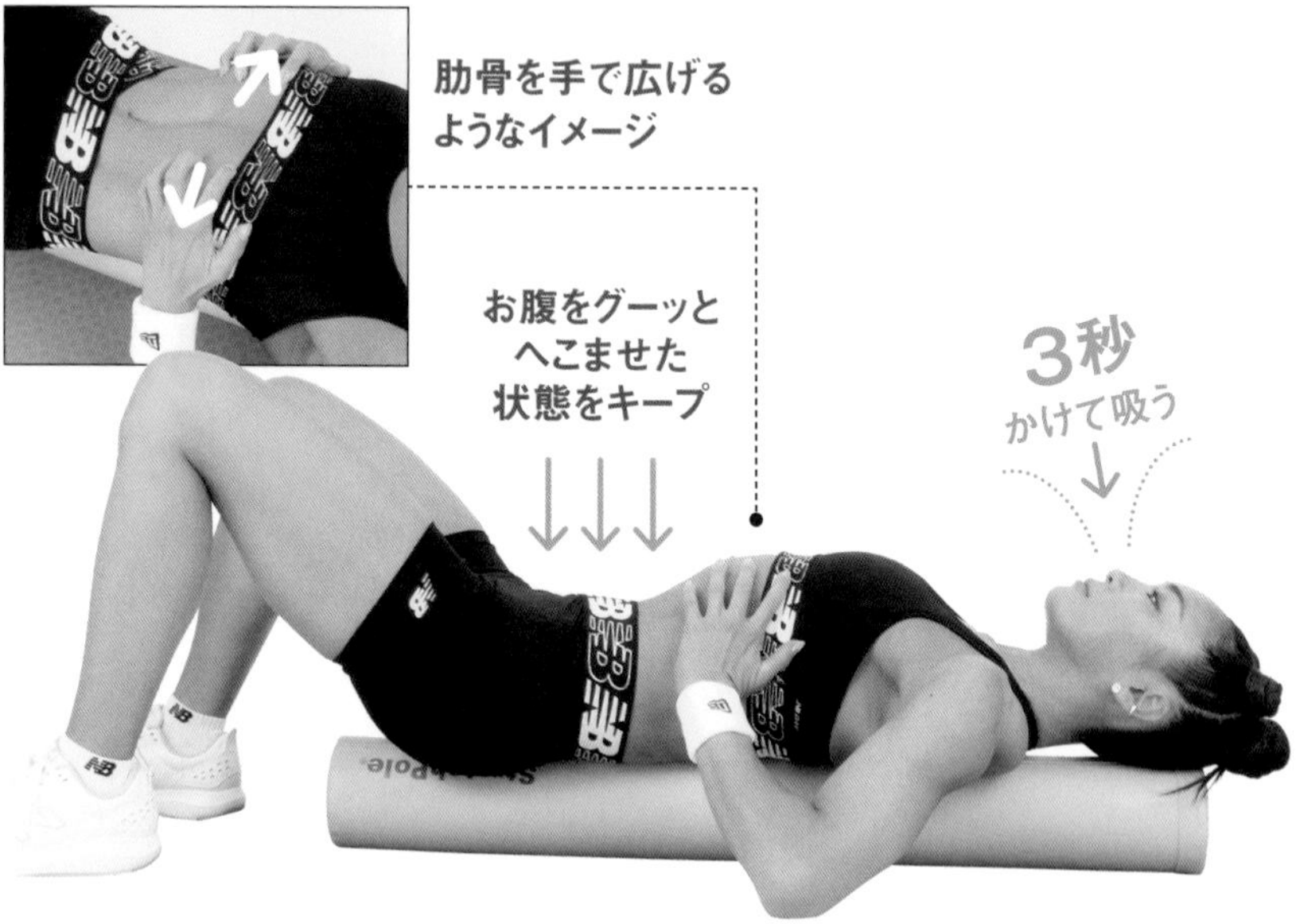
肋骨を手で広げる
ようなイメージ
お腹をグーッと
へこませた
状態をキープ
3秒
かけて吸う

step 01 息を大きく吸いながら肋骨を開く

P38の基本の体勢に整えたら、両手を肋骨に添える。お腹をグッとへこませたまま、鼻から３秒かけて息を吸い、胸に空気を入れる。このとき肋骨を手で広げるようにしながら、大きく開く。

動画をCheck!

お腹をへこませることが重要！お腹の力が抜けると骨盤底筋に効かないので注意！

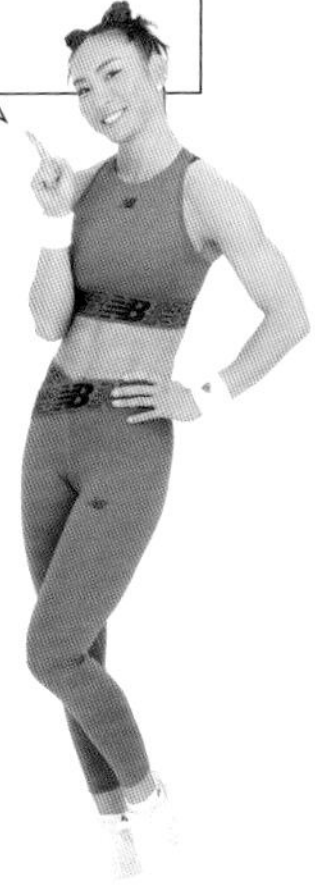

手の動きに連動して、
肋骨をグーッと閉めていく

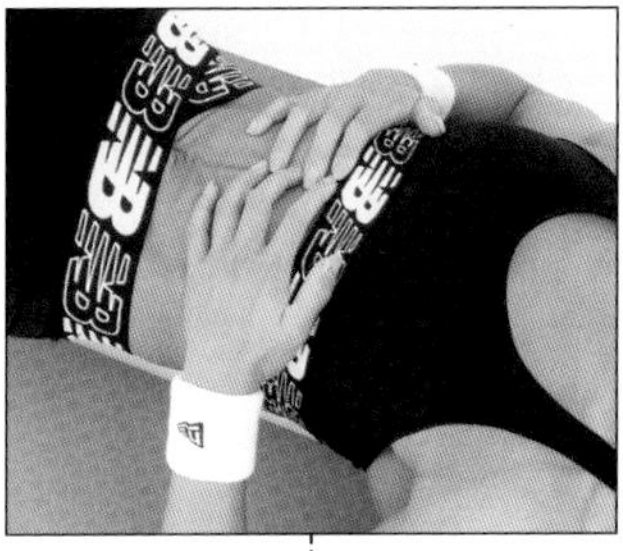

お腹をグーッと
へこませた
状態をキープ

6秒
かけて吐く

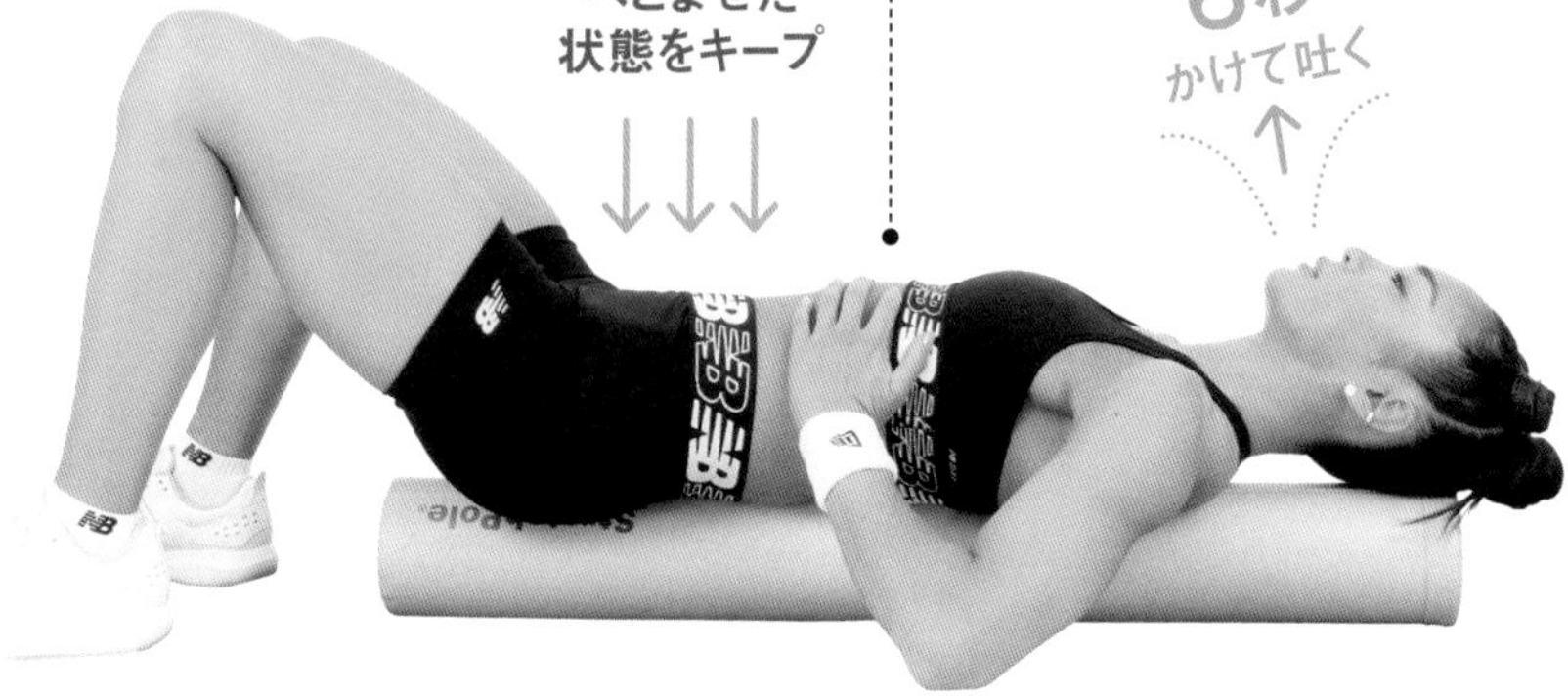

step 02

お腹は動かさず、肋骨を閉めていく

お腹はへこませた状態のまま6秒かけて胸の空気を吐き出していく。肋骨が閉じていくことを手で感じながら、胸を大きく動かす。この呼吸を10回繰り返す。

10回
呼吸する

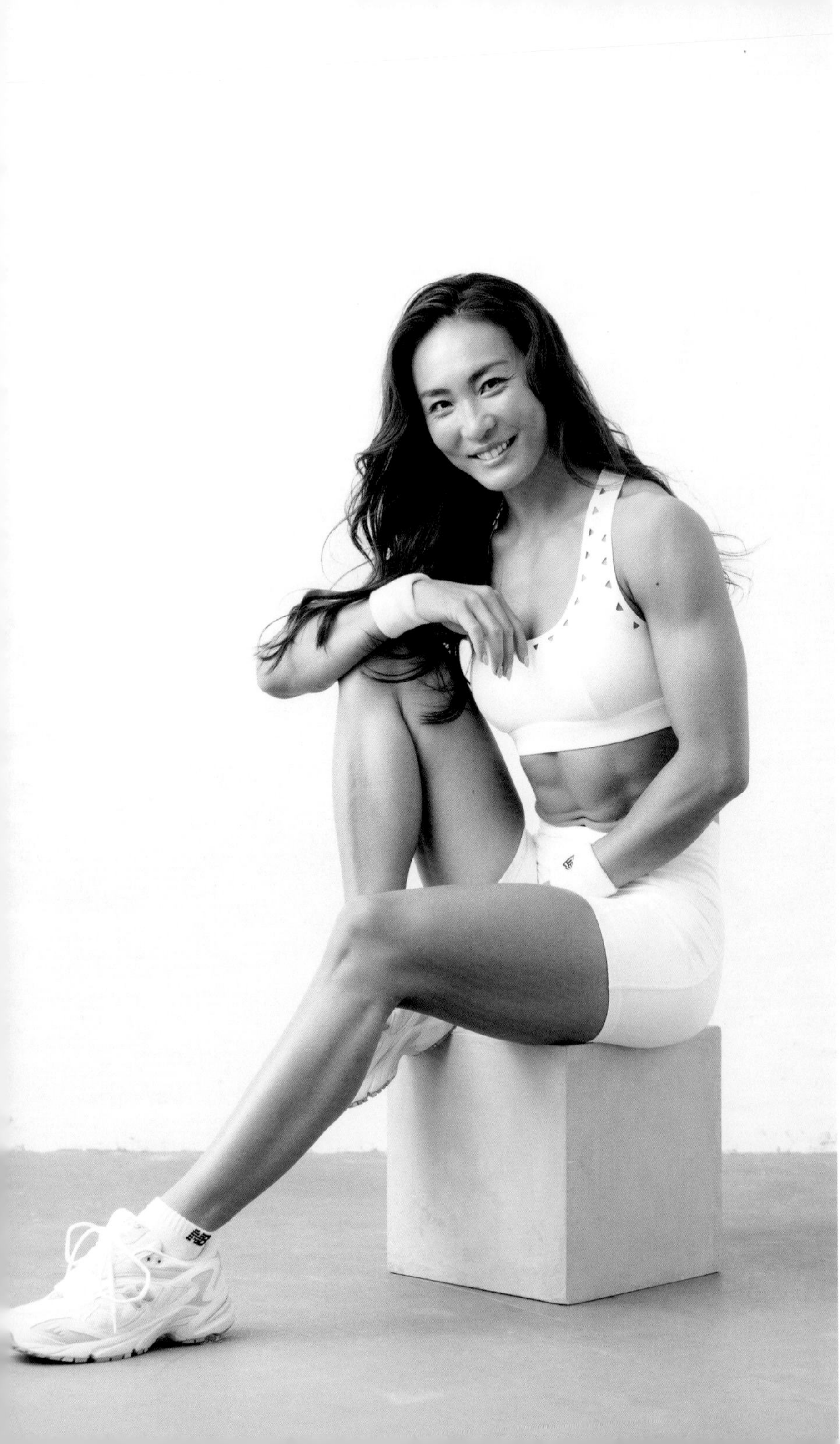

Advanced Edition Fem Training by AYA

CHAPTER

3

ボディメイク効果もUP！ AYA式フェムトレ

応用編

２章でマスターした呼吸や腹圧に、体の動きを加えた5つのトレーニングを提案。骨盤底筋が引き締まれば、自然とペタ腹に！　ウエストがくびれる、姿勢がよくなる、代謝が上がる…などうれしい効果がたくさん！

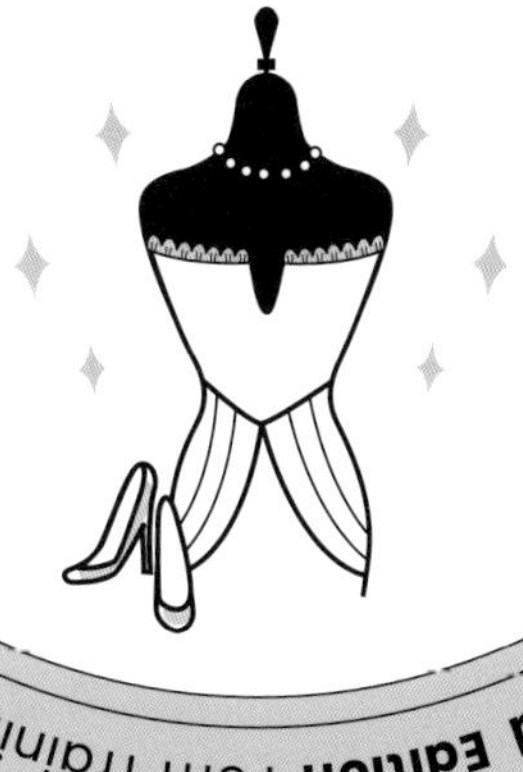

Advanced Edition Fem Training by AYA

内臓下垂の改善にもなるから、ペタ腹が手に入る

これまでにお伝えしてきたように、骨盤底筋のゆるみによって起こるトラブルは尿もれだけではありません。

影響が大きいことのひとつが、ボディラインの崩れ。というのも、骨盤の底でハンモックのような働きをしている骨盤底筋がしっかり働かないと内臓が下垂。それによって、お腹がぽっこり出てしまうのです。

骨盤底筋を鍛えれば下がった内臓が本来の位置に引き上がるので、ぽっこりお腹が改善。ペタ腹になり、ウエストもくびれてきます。

また、骨盤底筋にアプローチすると、P49で説明したインナーユニットが連動して働きます。これらは体幹を支えて姿勢の維持に活躍する筋肉なので、骨盤底筋を鍛えれば、もれなく姿勢もよくなるのです！　姿勢がよくなれば全身の筋肉が働きやすくなるので代謝もアップ。やせやすい体になれるメリットも。

また、骨盤のゆがみが改善されたり、下半身への余計な負荷も減るので、お尻や脚まわりもすっきりしてきます。

とにもかくにも、骨盤底筋を鍛えることはボディメイクにもいいこと尽くめ！

そしてこの章では、骨盤底筋に効率的にアプローチできる、最強のフェムトレを提案。ペタ腹、くびれ、代謝アップ、美姿勢…。さまざまな効果が期待大！　もちろん尿もれの改善、予防にもなります。

姿勢を支える筋肉が、一緒に鍛えられる！

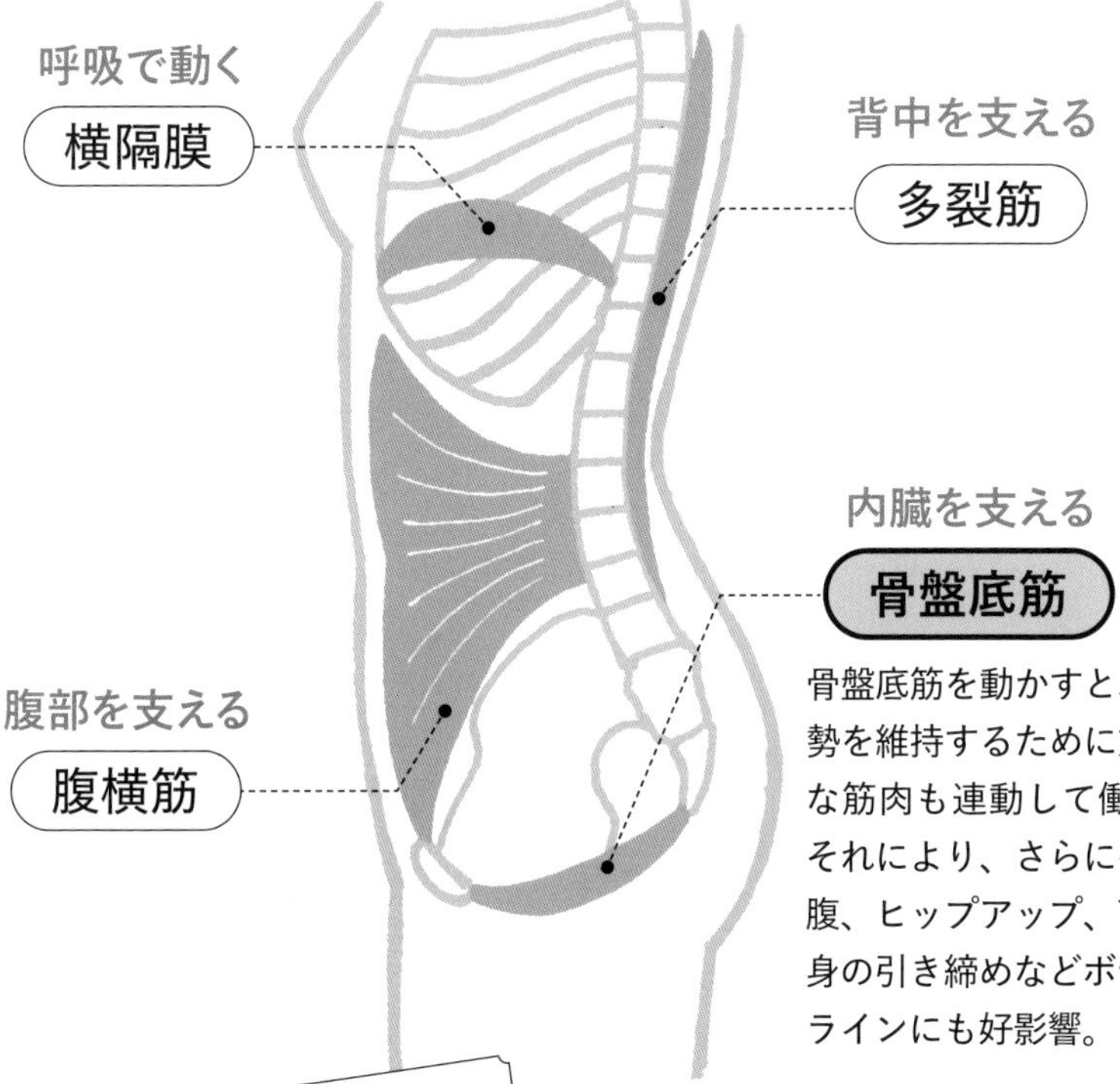

骨盤底筋を動かすと、姿勢を維持するために重要な筋肉も連動して働く。それにより、さらにペタ腹、ヒップアップ、下半身の引き締めなどボディラインにも好影響。

姿勢がよくなる

ペタ腹になれる！

ヒップアップできる！

下腹部や腰回りがすっきり！

膣を“イメージ”で動かす！ グッと締めて、引き上げる意識が大事

2章では呼吸で膣にアプローチしてきましたが、この章では膣をグーッと〝引き上げる〟プロセスも加えていきます。

とはいえ、いきなり「膣を引き上げる」と言われても、どうしていいかわからない人も多いですよね。

体の奥深くにある膣（＝骨盤底筋）は、脚やお尻を上げても引き上がりません。そこで、ポイントになってくるのが、〝イメージ〟です。この章のエクササイズでは、膣をキュッと締め、頭の中で膣の動きを〝イメージ〟しながら、感覚で引き上げていきます。

まずは、膣のある場所（Ｐ33イラスト参照）を把握しましょう。そして、排尿をがまんするときのように膣に適度な力を加えると、膣がキュッと締まります。次に、膣の穴から頭上に向かって、スーッと細い糸を引っ張るような状態をイメージ。そのイメージに連動させながら、膣をグーッと引き上げます。

膣口からストローで水をスーッと吸い上げるとか、ジッパーを膣口からジーッと引き上げていくとか…そういったイメージもＯＫ。自分がわかりやすいイメージを重ね合わせ、膣を引き上げていきましょう。

膣の動きは本当に小さく地味なので、最初は難しいかもしれませんが、何度か繰り返していくと感覚がつかめてくるはず！

この章で紹介する5つのエクササイズは、この〝イメージ〟を働かせ、常に膣を引き上げながら行うことが重要です！

骨盤底筋を動かすときは、
膣のあたりから、細い糸や水をスーッと吸い上げるようなイメージで！

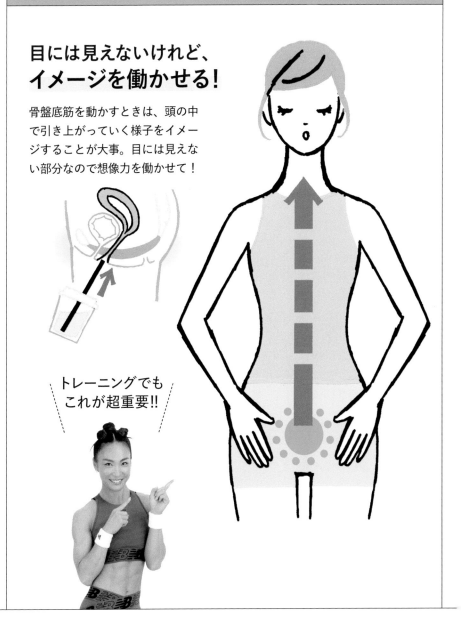

目には見えないけれど、
イメージを働かせる！

骨盤底筋を動かすときは、頭の中で引き上がっていく様子をイメージすることが大事。目には見えない部分なので想像力を働かせて！

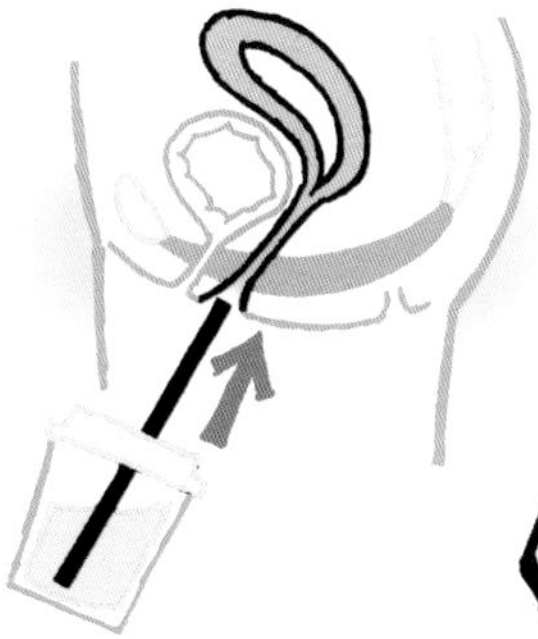

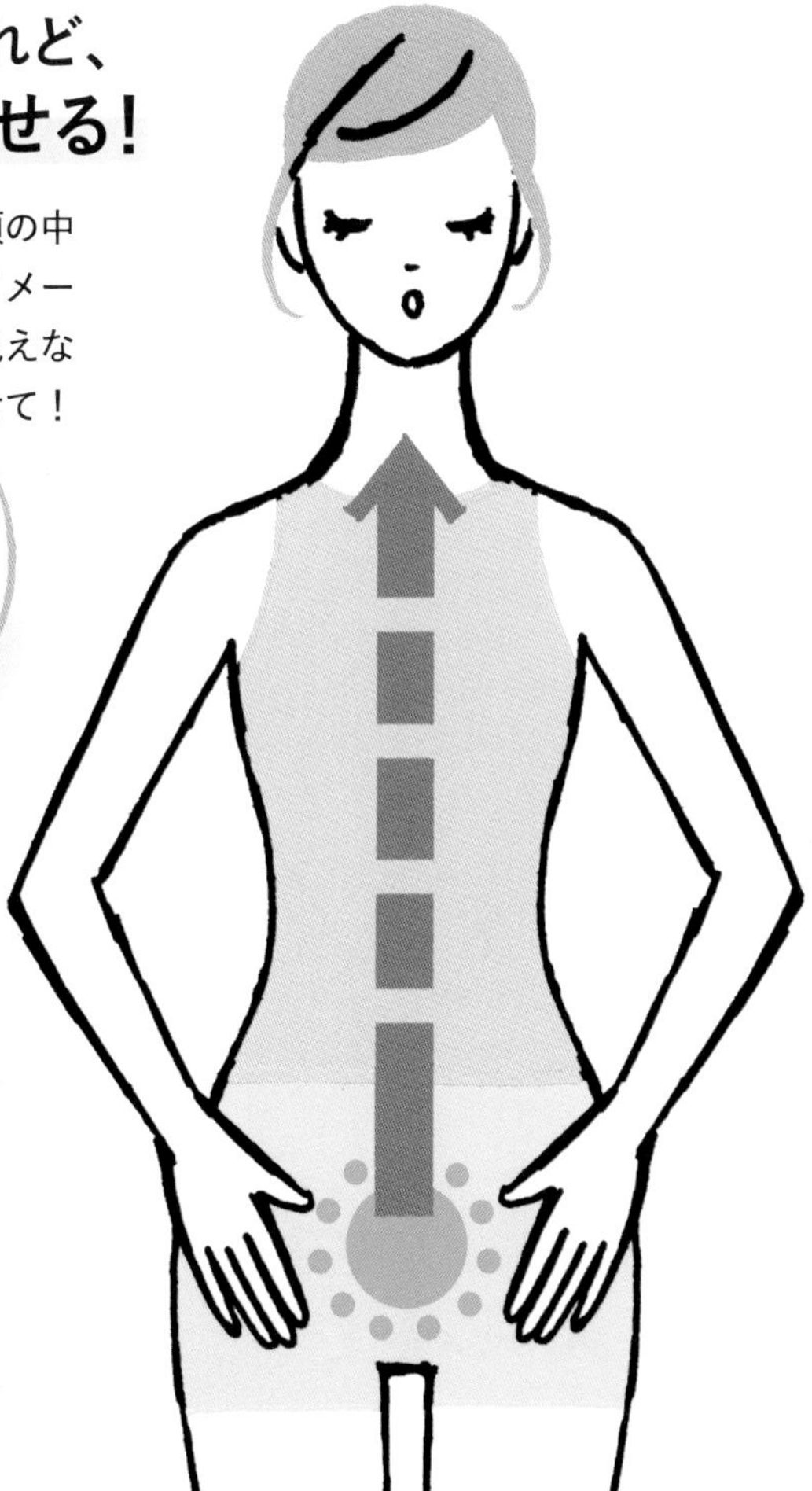

トレーニングでも
これが超重要!!

PREPARATION

準備

フェムトレ［応用編］を実践するときの

2大ポイント

この章では、２章でマスターした胸式呼吸＆ドローインと、膣を引き上げるイメージが重要なポイント。常に膣をキュッと締め、ゆるませないことが大事。

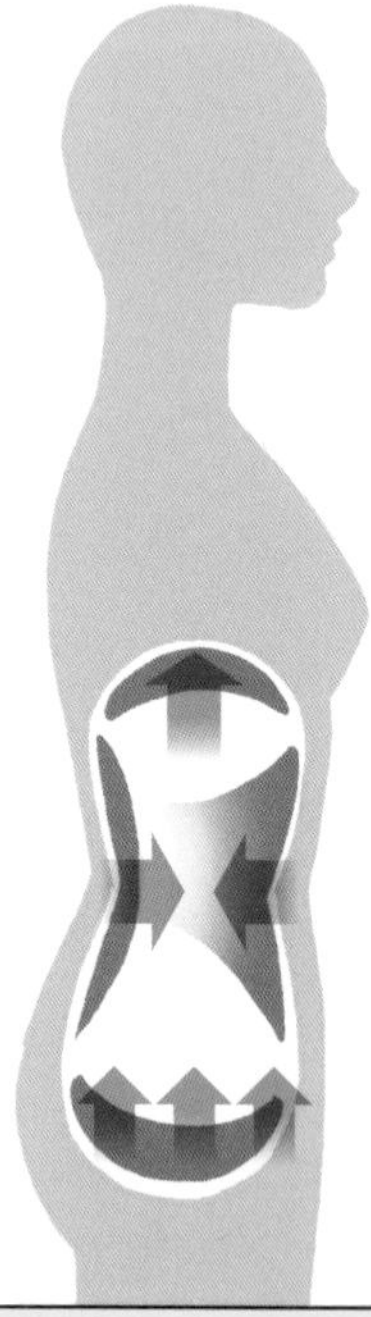

Point! 01 お腹は常にドローインをキープ！

おへその下が平らになるようにお腹をへこませると、自然と胸が広がる。この状態をキープして、胸式呼吸を続ける（P36参照）。

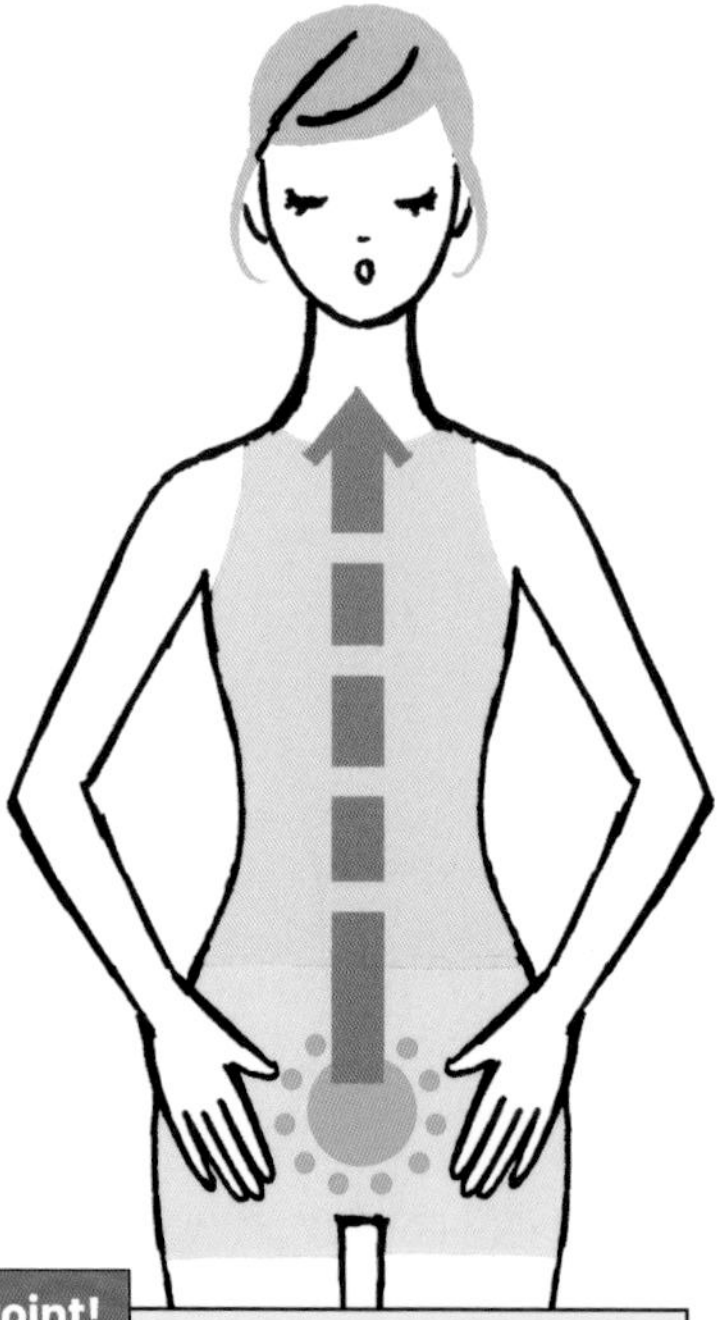

Point! 02 膣は頭の中でイメージして引き上げる

常に膣を締め、ギューッと引き上げる。このとき頭上に向かって細い糸を引っ張るような状態をイメージすると、実践しやすい（P51参照）。

ここも特徴！

AYA式フェムトレ［応用編］は、骨盤底筋強化×エクササイズ

AYA式フェムトレ「応用編」は、膣はもちろん、他の部位も強化もできます！

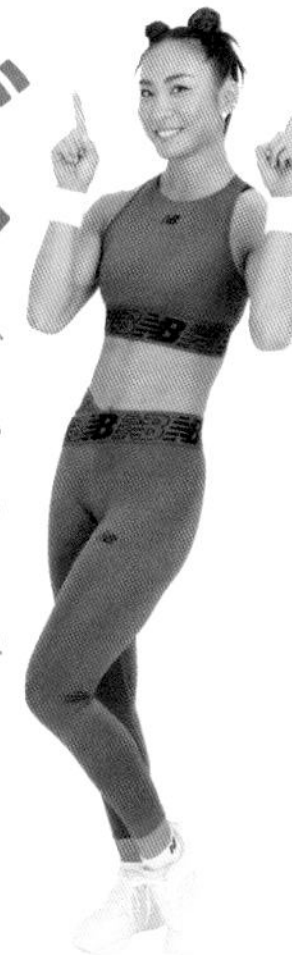

フェムトレ［応用編］は、LEVELが上がるごとに強度も上がっていきます。LEVEL1からスタートしてできるようになったら、次のLEVELへ進みます。骨盤底筋が弱っている人が、いきなり強度の高いエクササイズを行うと尿もれしてしまうこともあるので注意！

フェムトレ［応用編の進め方］

LEVEL 1	グルートブリッジ	あお向けの状態からヒップを上げ下げ。膣を締めて上げ下げすることで、骨盤底筋を効率的に強化。
LEVEL 2	つくし体操	つくしのように上に向かって体を伸ばしていくとともに、膣も引き上げていくトレーニング。
LEVEL 3	ヒールレイズ＋ヒール落とし	目指すのは、かかとをストンと落としたときの衝撃にも負けない強い骨盤底筋！
LEVEL 4	オープン×クローズ	あお向けでひざを開くエクササイズ。脚をゆるめても、膣の力はゆるめないことが大事。
LEVEL 5	オープンプランク	うつ伏せの体勢で体を前後に動かすエクササイズ。体を大きく動かしても膣を締め続けられるように！

確実に マスターしてから次のLEVELへ

ヒップアップにも効く!

グルートブリッジ

LEVEL 1

step 01

あお向けになり、腹圧をかける

あお向けになり、ひざを立てる。両足は踏ん張りやすいポジションにセット。腕は体側に伸ばし、手のひらを床につける。お腹は圧をかけ、へこます。

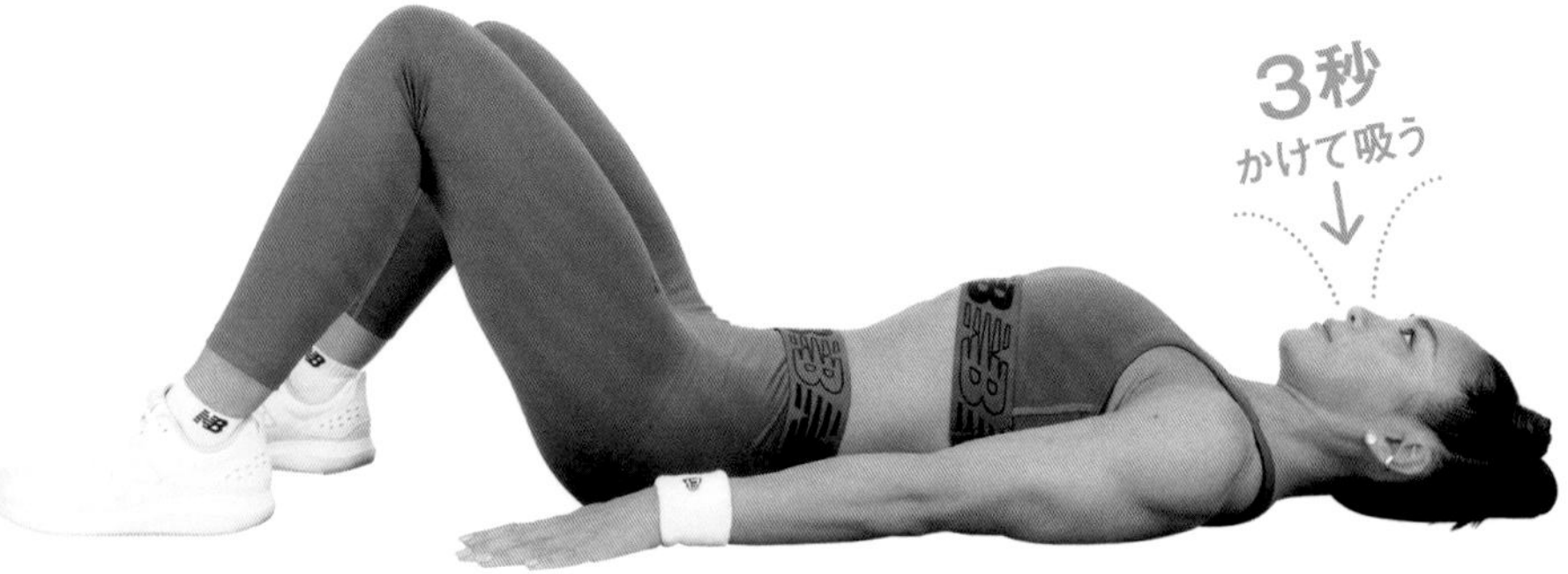

動画を
Check!

ポイントは、お尻を上げたときに膣も締め、イメージで頭上に向かって引き上げること。膣が締まったままヒップを上げ下げすることで、骨盤底筋を効率的に強化。ヒップや体幹なども鍛えることができます。

step 02 膣を締めながら、お尻をアップ

足裏をしっかり床につけたまま、ひざから肩が一直線になるようにお尻をアップ。このときお尻のえくぼをキュッと締めると同時に膣も締まる。息を吐きながら膣をギューッと引き上げ、その状態のまま01に戻る。これを10回繰り返す。

Point!
お腹は
ドローインをキープ

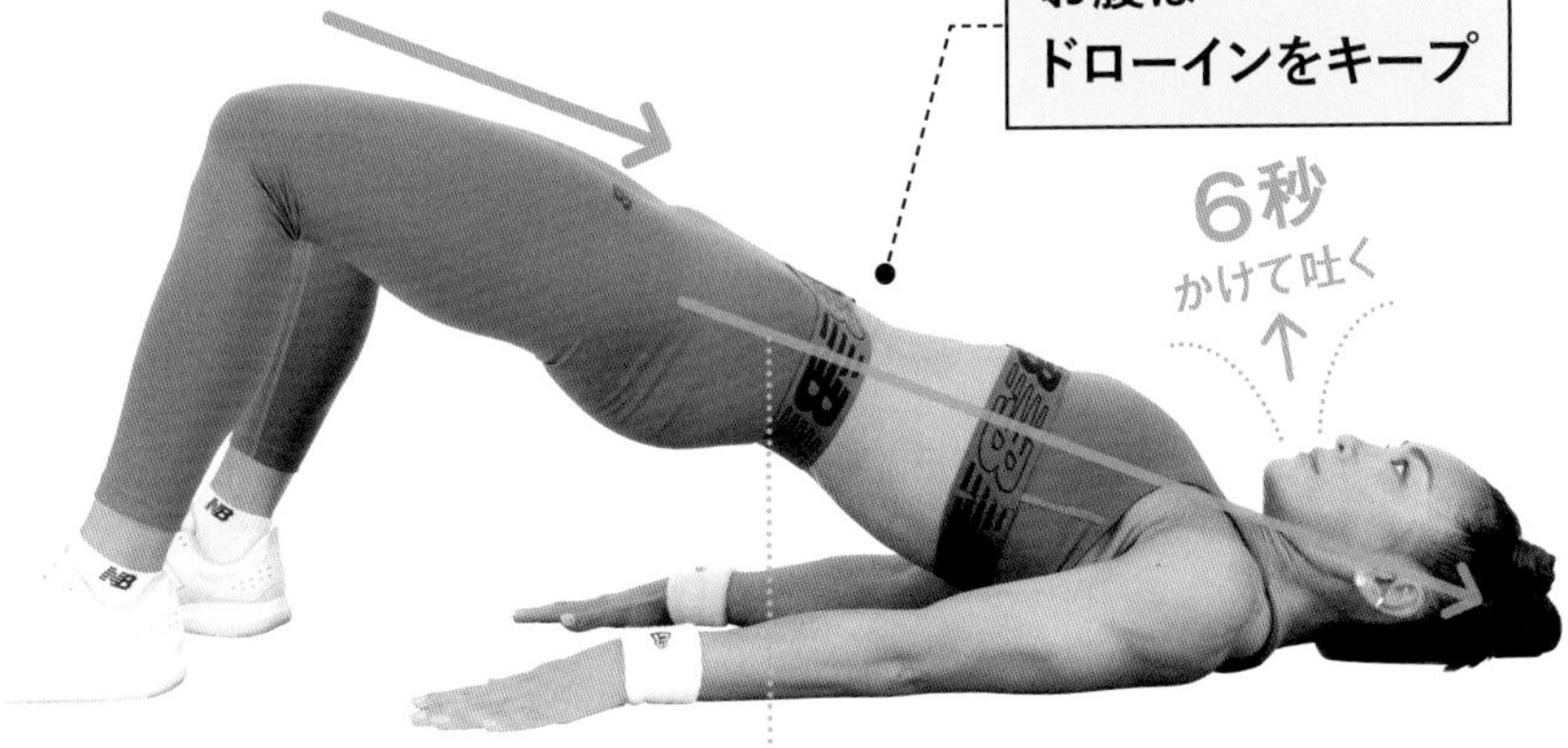

IMAGE しよう!
膣口から、お腹➡頭上に向かって、スーッと細い糸を引っ張るようなイメージで膣を引き上げる！

できるようになったら
LEVEL 2へ

01 ▶ 02を
10回
繰り返す

内ももにも効く!

つくし体操

LEVEL 2

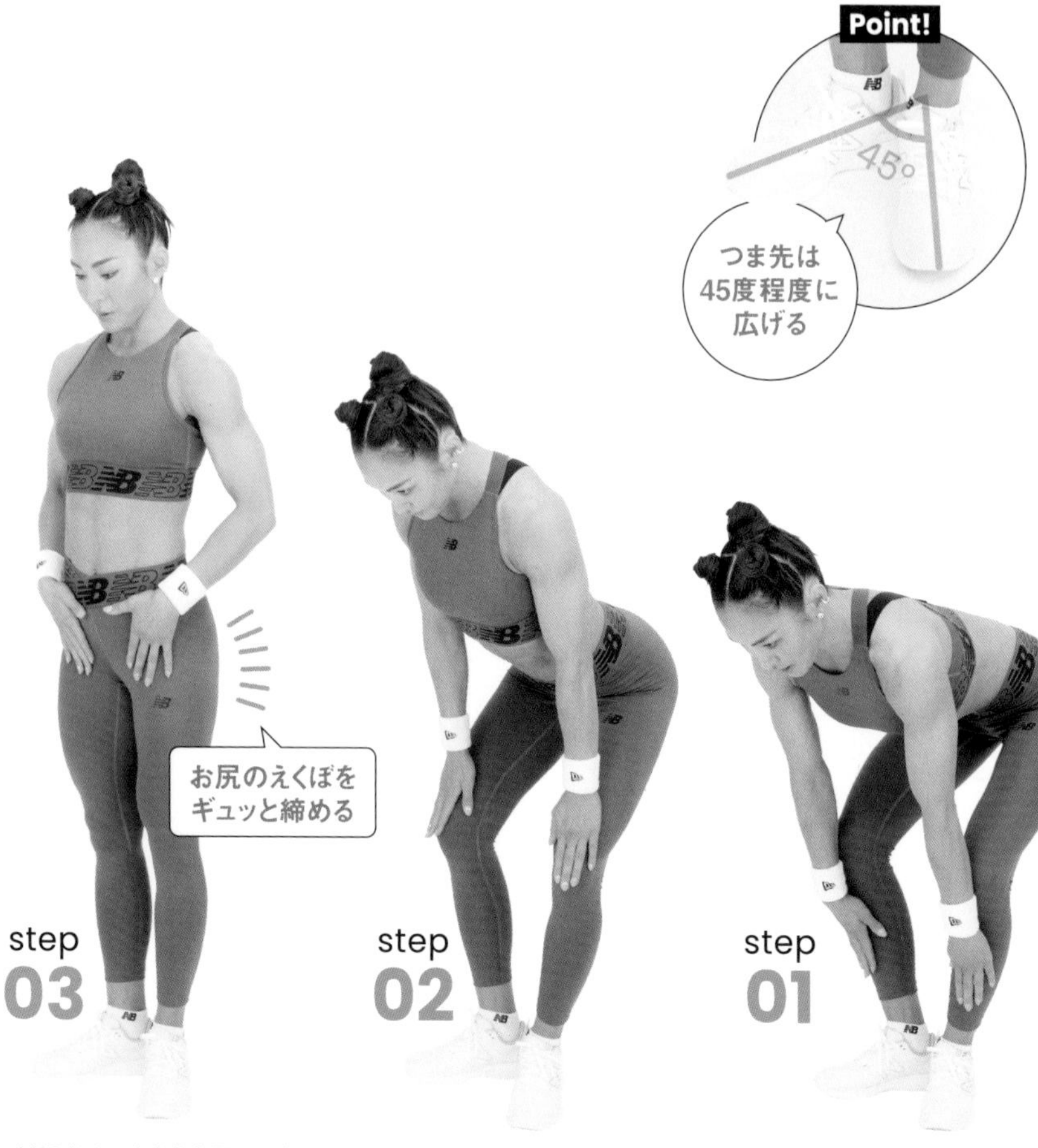
Point!
45°
つま先は
45度程度に
広げる
お尻のえくぼを
ギュッと締める

step 01

ひざを軽く曲げ、両手をすねに添える。

step 02

手ですねを触りながら、ゆっくり体を起こしていく。脚は少しずつ閉じていく。

step 03

手が骨盤まできたらお尻のえくぼを締め、同時に膣もキュッと締める。

動画を
Check!

手の動きに連動するように、膣を引き上げていきます。膣口から細い糸を頭上まで引っ張るようなイメージで膣を引き上げることがポイント。つま先を45度に開くことで、膣が意識しやすくなります。

IMAGE しよう!

膣のあたりから、お腹➡頭のてっぺんに向かって
スーッと細く糸を吸い上げるイメージで！

Point!
お腹はドローインをキープ！

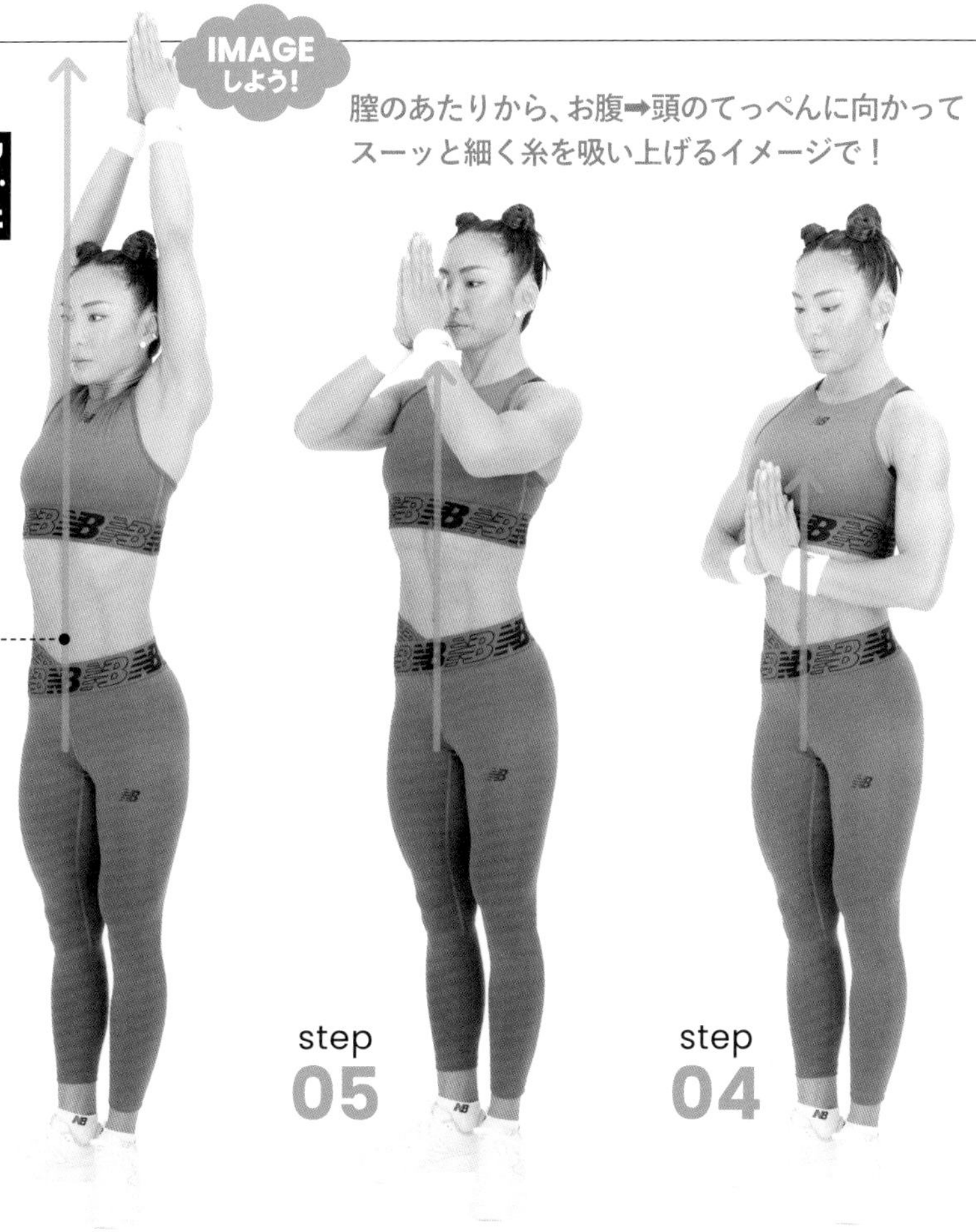

step **06**

膣から吸い上げた細い糸を頭上に引っ張り出すイメージでバンザイ。膣の力を抜かずに**01**の姿勢に戻る。これを10回繰り返す。

step **05**

指先を天井に向けながら上に伸びていく。その動きに連動して、膣もグーッと引き上げる。

step **04**

膣は締め、腹圧もしっかりかけたまま、胸の前で手を合わせる。

できるようになったら
LEVEL3へ

01▸06を
10回
繰り返す

ふくらはぎにも効く!

ヒールレイズ＋ヒール落とし

LEVEL 3

IMAGEしよう!

膣口から頭上に向かって、スーッと細い糸を引っ張るようなイメージで膣を引き上げる！

step 01

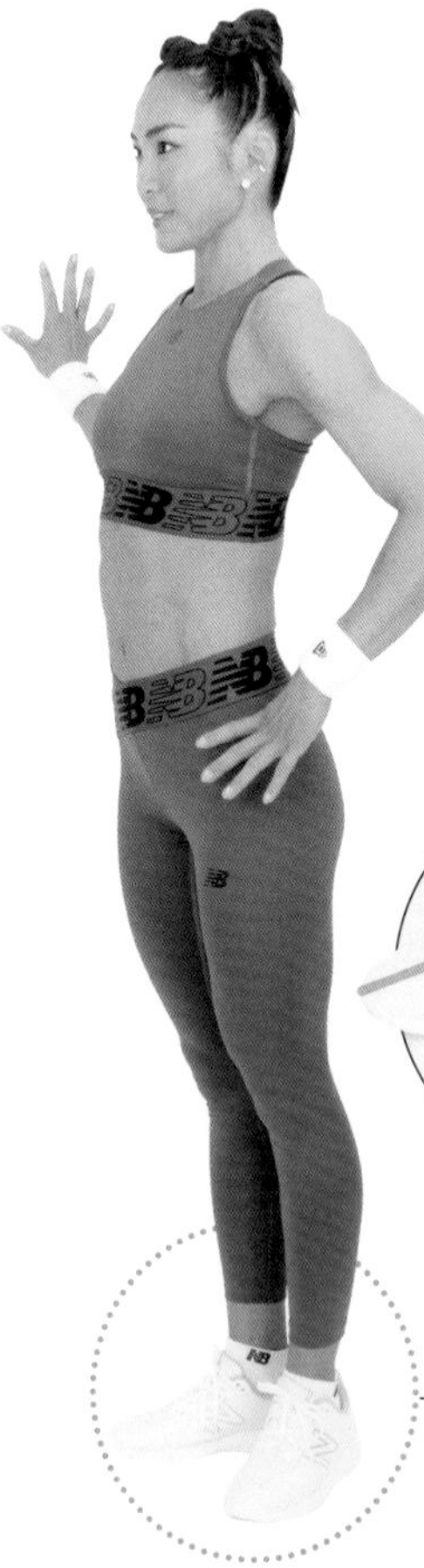

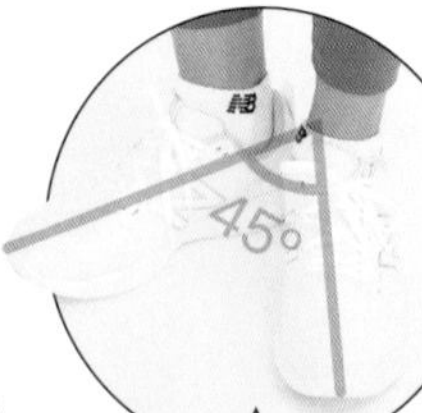

つま先は45度程度に広げる

直立して腹圧をかける

壁に手を当てて立ち、つま先を45度程度に広げる。腹圧をかけ、お腹はへこませる。

step 02

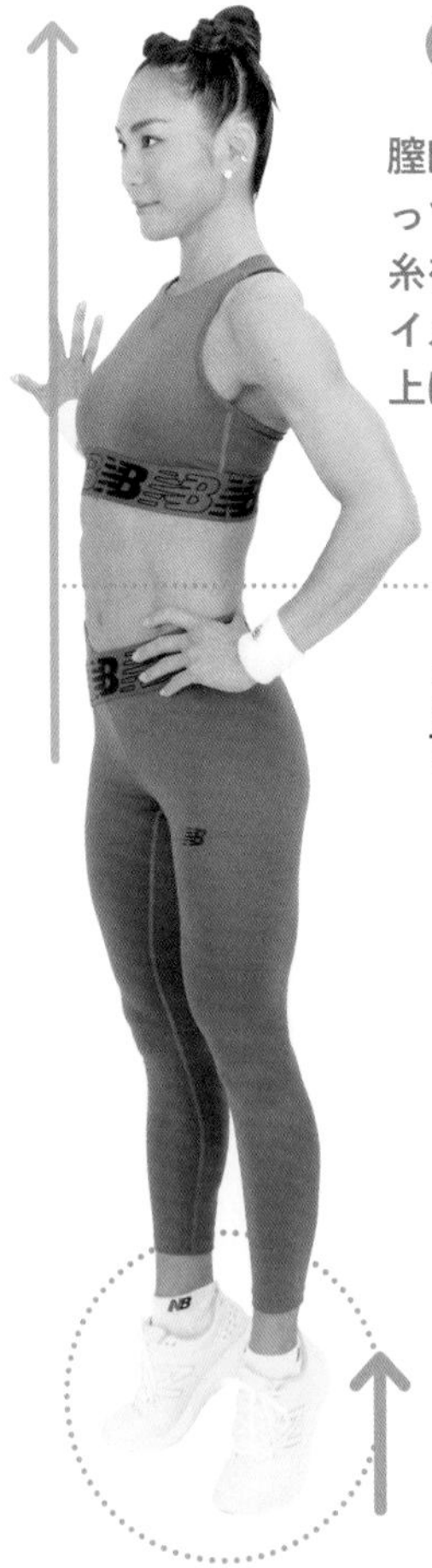

かかとを上げて5秒キープ

かかとをできるだけアップしたら、お尻を締めると同時に膣を締めて引き上げる。５秒キープ。

動画を
Check!

かかとを上げる動きと連動するように、膣を頭上に向かって引き上げます。かかとをストンと落とすときも、膣の引き締めをキープ。落としたときの衝撃に負けないようにグッと締め続けることで、骨盤底筋を強化します。

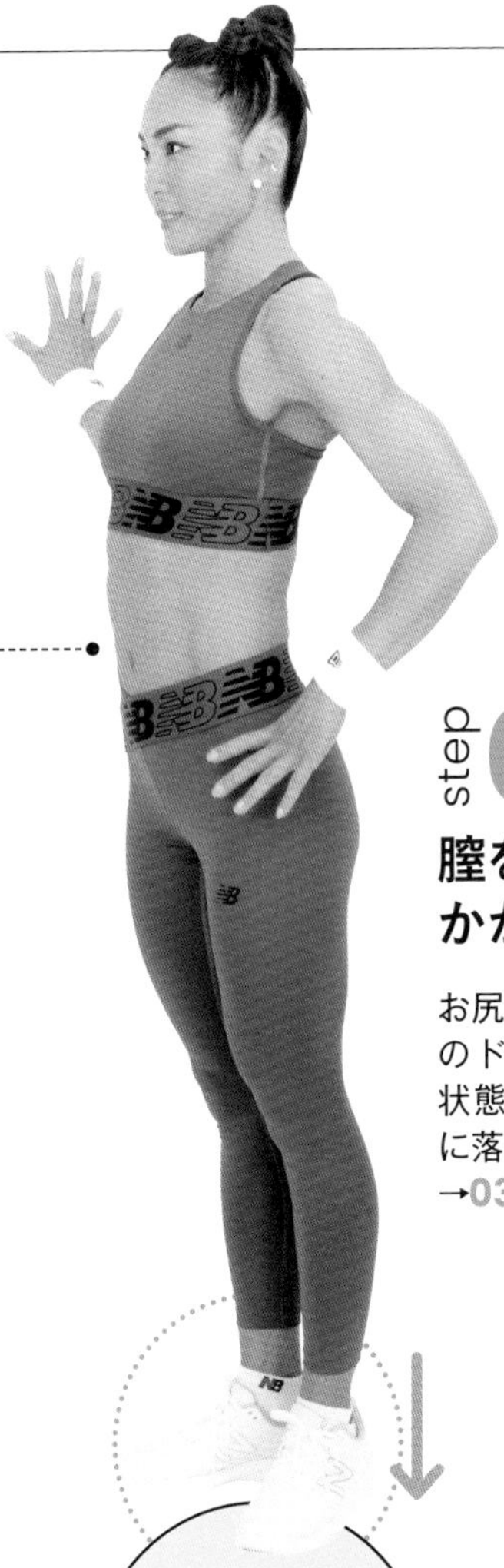

Point!
お腹は
ドローインをキープ

step 03
膣をゆるめず かかとを落とす

お尻と膣を締める意識、お腹のドローインもそのままの状態でかかとをストンと床に落とす。01に戻り、01→02→03を10回繰り返す。

できるようになったら
LEVEL4へ

01▶02▶03を
10回
繰り返す

股関節ほぐしにもなる!

オープン×クローズ

LEVEL 4

step 01 お腹をへこませ、膣も引き上げる

あお向けになり、ひざを立てる。両足のかかと、ひざはぴたりとつけ、両手は股関節に添える。息を吸いながら膣をグーッと引き上げ、お腹もへこませる。

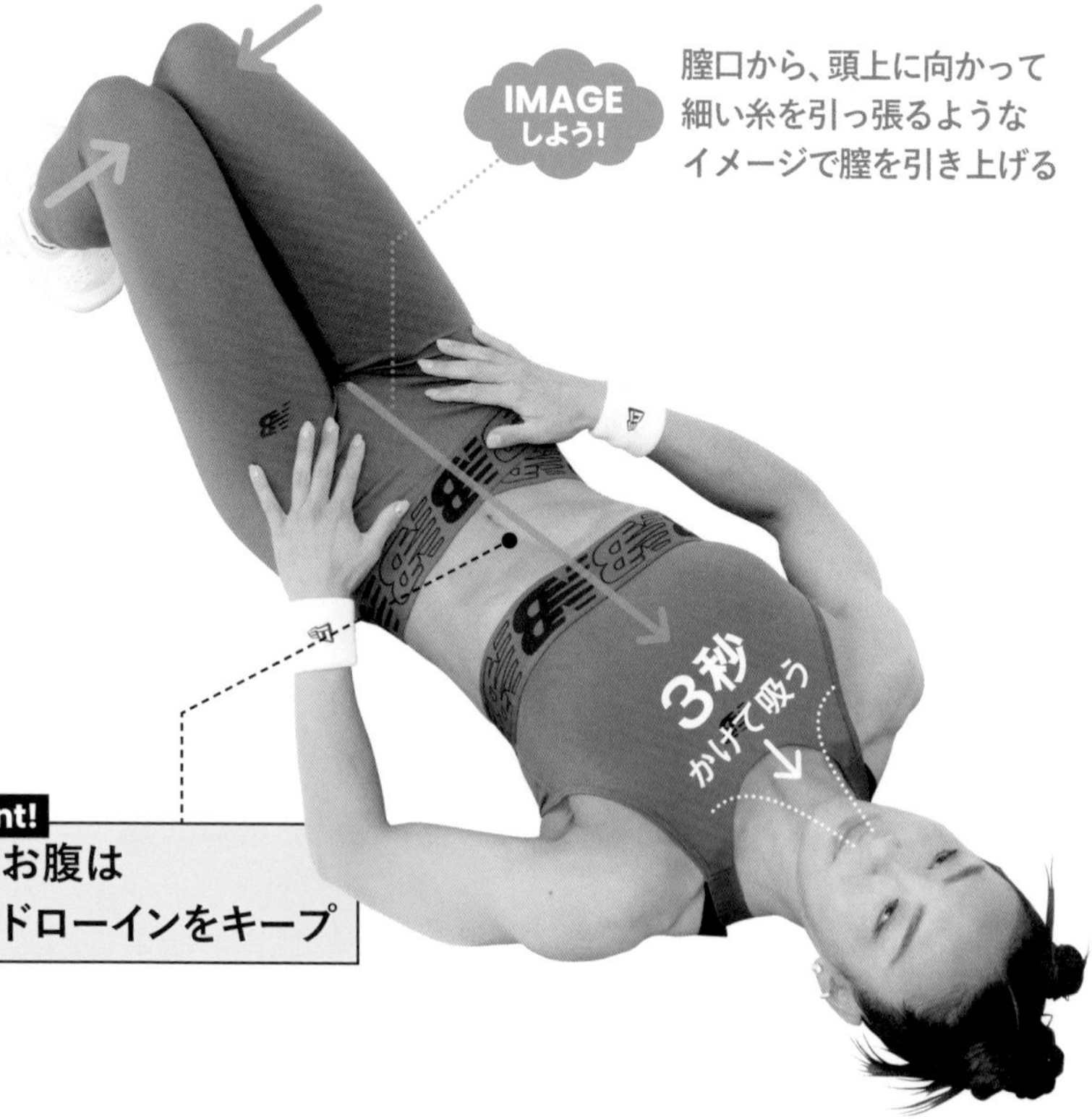

膣口から、頭上に向かって細い糸を引っ張るようなイメージで膣を引き上げる

Point!
お腹は
ドローインをキープ

動画を
Check!

膣を締めたまま、ひざを大きく開くトレーニング。ひざを開くと脚の力が抜けますが、膣の力を抜かないことが大事。脚の脱力に反発するようにギュッと締め続けることで、膣の筋力を高めていきます。

step 02 膣の力を抜かずに、股関節を開く

かかとの位置はそのままにして、両ひざをできるだけ外側に倒す。このときも、お腹のドローインと膣を締める意識を維持。ゆっくり01に戻り、10回繰り返す。

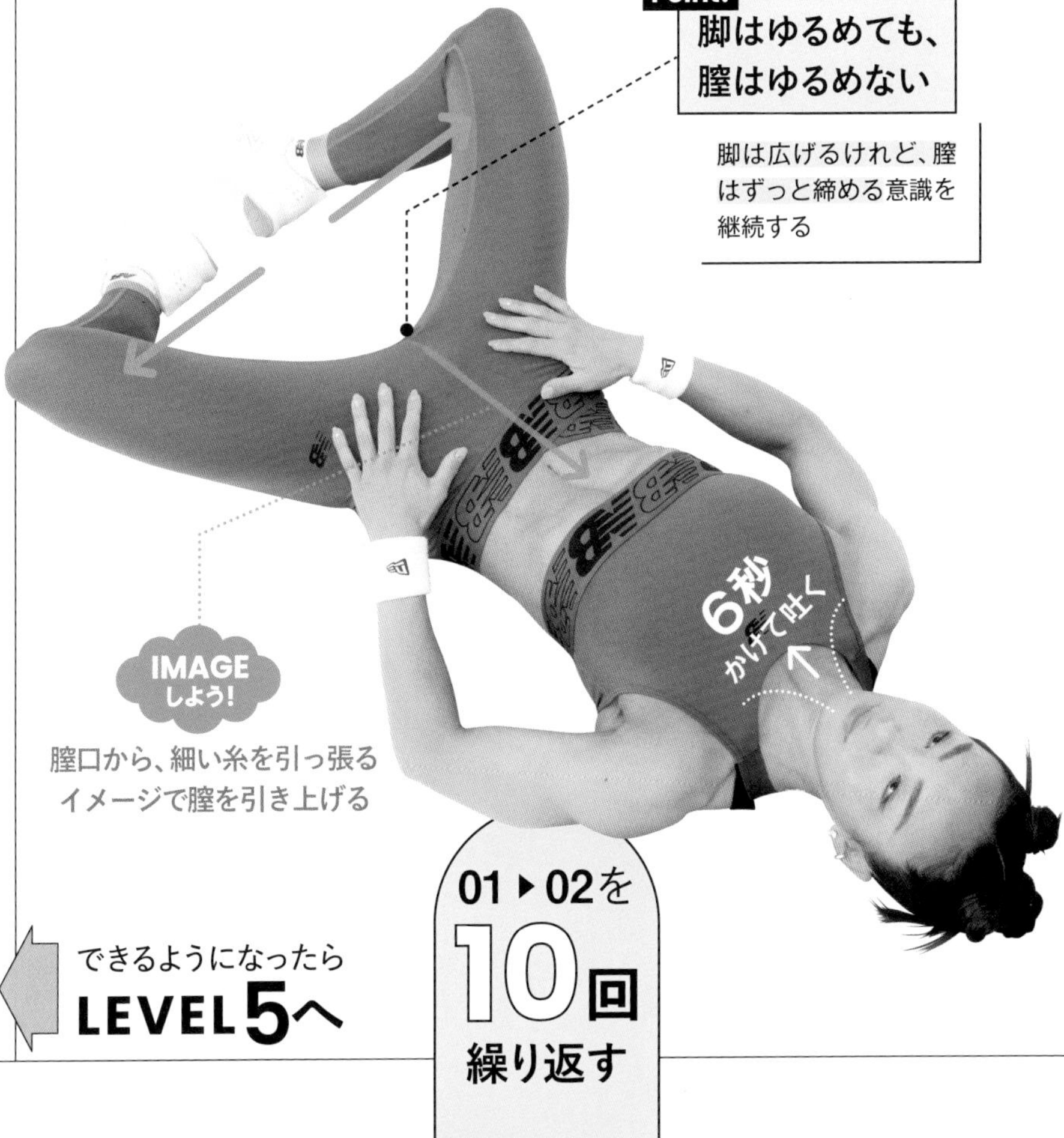

Point!
脚はゆるめても、膣はゆるめない

脚は広げるけれど、膣はずっと締める意識を継続する

IMAGEしよう!
膣口から、細い糸を引っ張るイメージで膣を引き上げる

01▸02を10回繰り返す

できるようになったら
LEVEL 5へ

体幹にも効く!

オープンプランク

LEVEL 5

step 01 四つん這いになり、股関節を広げる

床に四つん這いになり、肩の真下にひじがくるようにセット。ひざは腰幅より外側にセットし、つま先を外側へ向ける。お腹はグッと腹圧をかけ、へこませる。

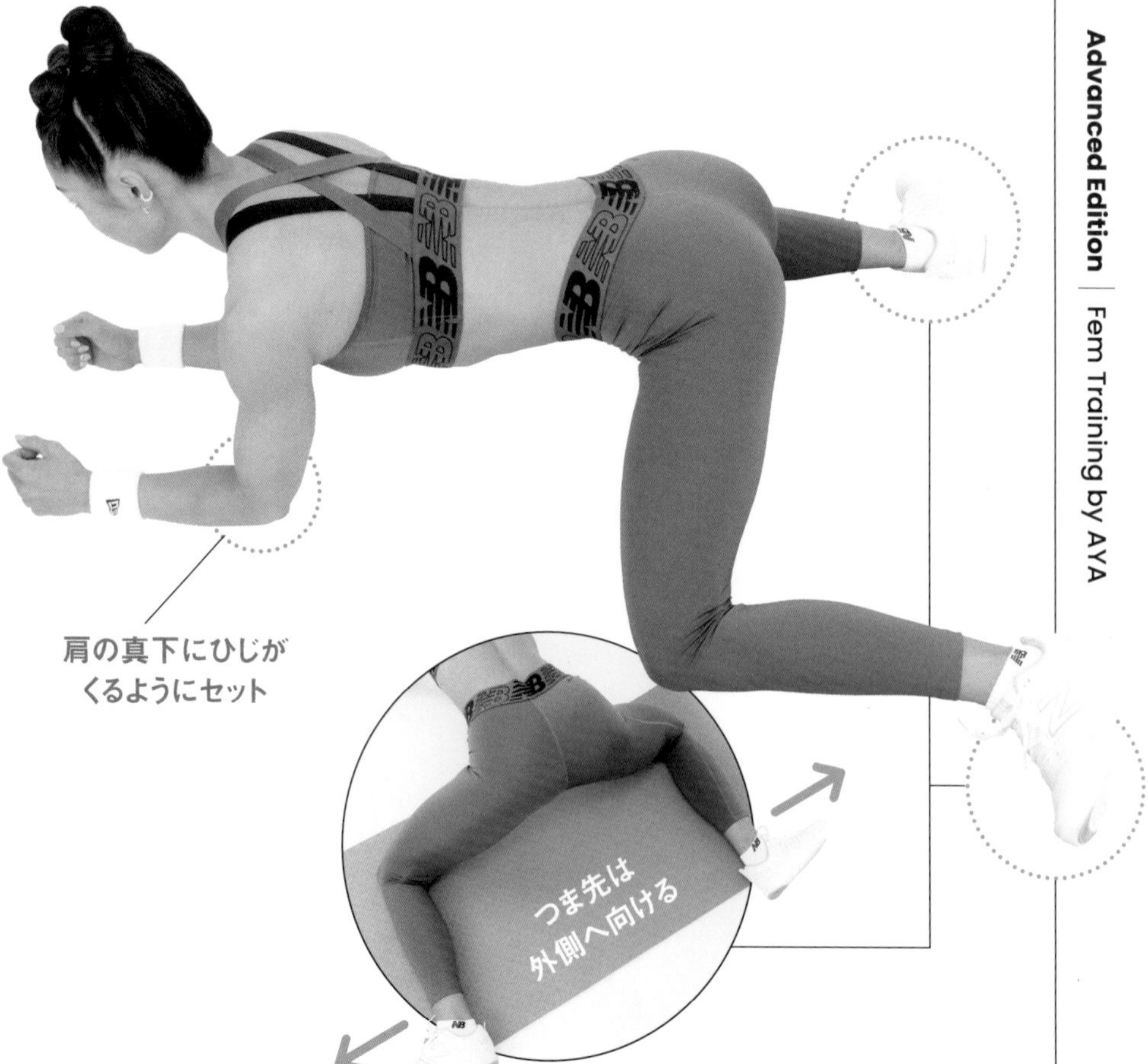

肩の真下にひじがくるようにセット
つま先は外側へ向ける

動画を
Check!

お腹のドローインと、膣を引き上げた状態を維持したまま体をゆっくり前後に動かします。体を動かしつつも、膣をギュッと締め続ける意識を維持。床にヨガマットやタオルを敷いてひざが痛くならないように行うことがおすすめです。

step 02 体を前へ移動する

体を前方へ移動しながら、3秒かけて鼻から息を吸う。このとき膣を締め、頭上に向かって引き上げる。

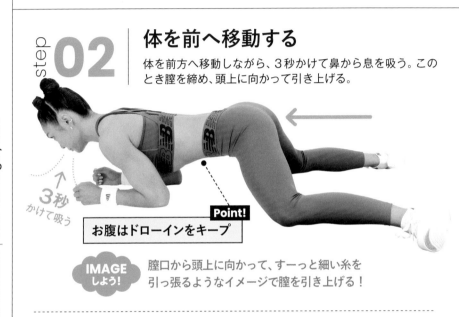

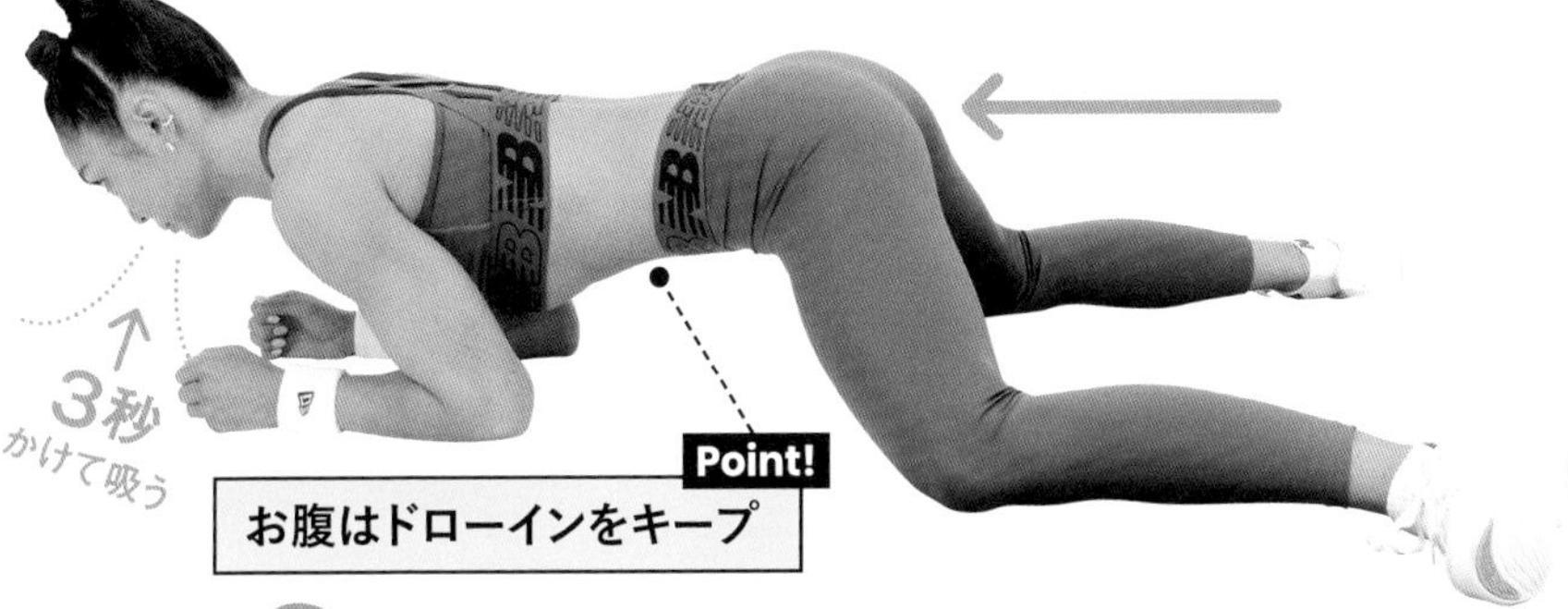

IMAGEしよう! 膣口から頭上に向かって、すーっと細い糸を引っ張るようなイメージで膣を引き上げる！

step 03 体を後ろへ移動する

6秒かけて息を吐きながら、できるだけお尻を後方へ移動。膣はグーッと締め、引き上げる。01の体勢に戻り10回繰り返す。

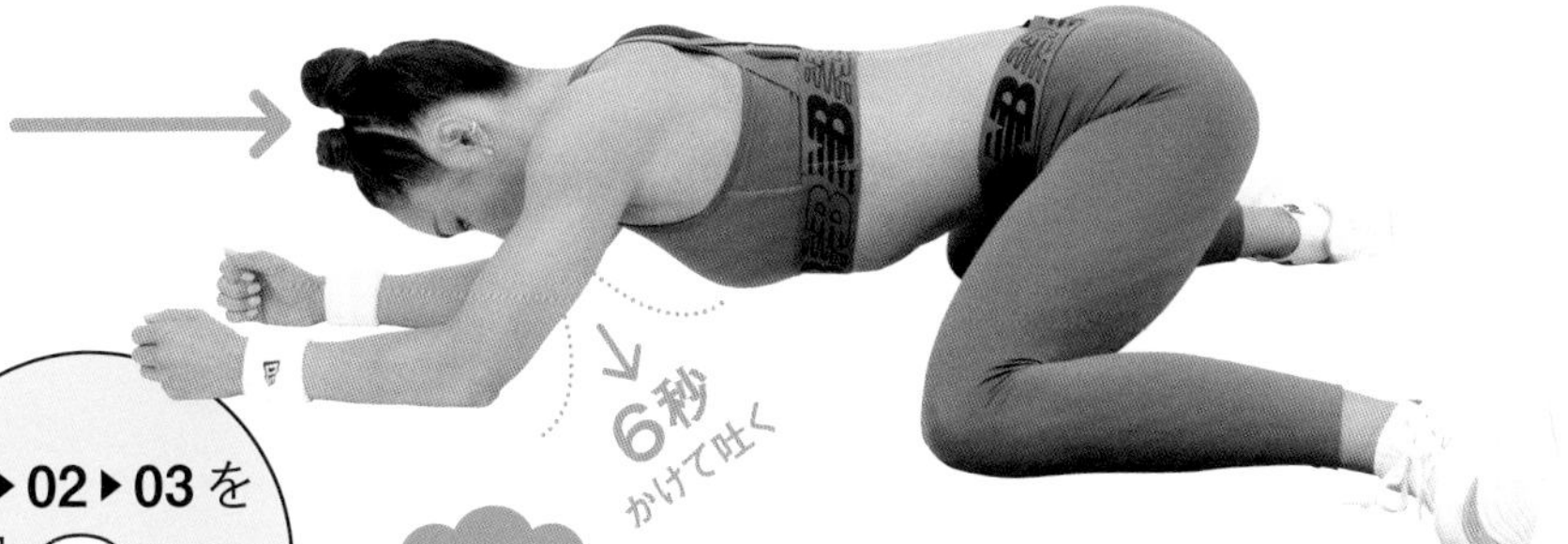

IMAGEしよう! 糸を引っ張るイメージで膣を引き上げる

01▶02▶03を
10回
繰り返す

フェムトレに関する疑問に、
AYAがお答えします!

Fem Training Q&A

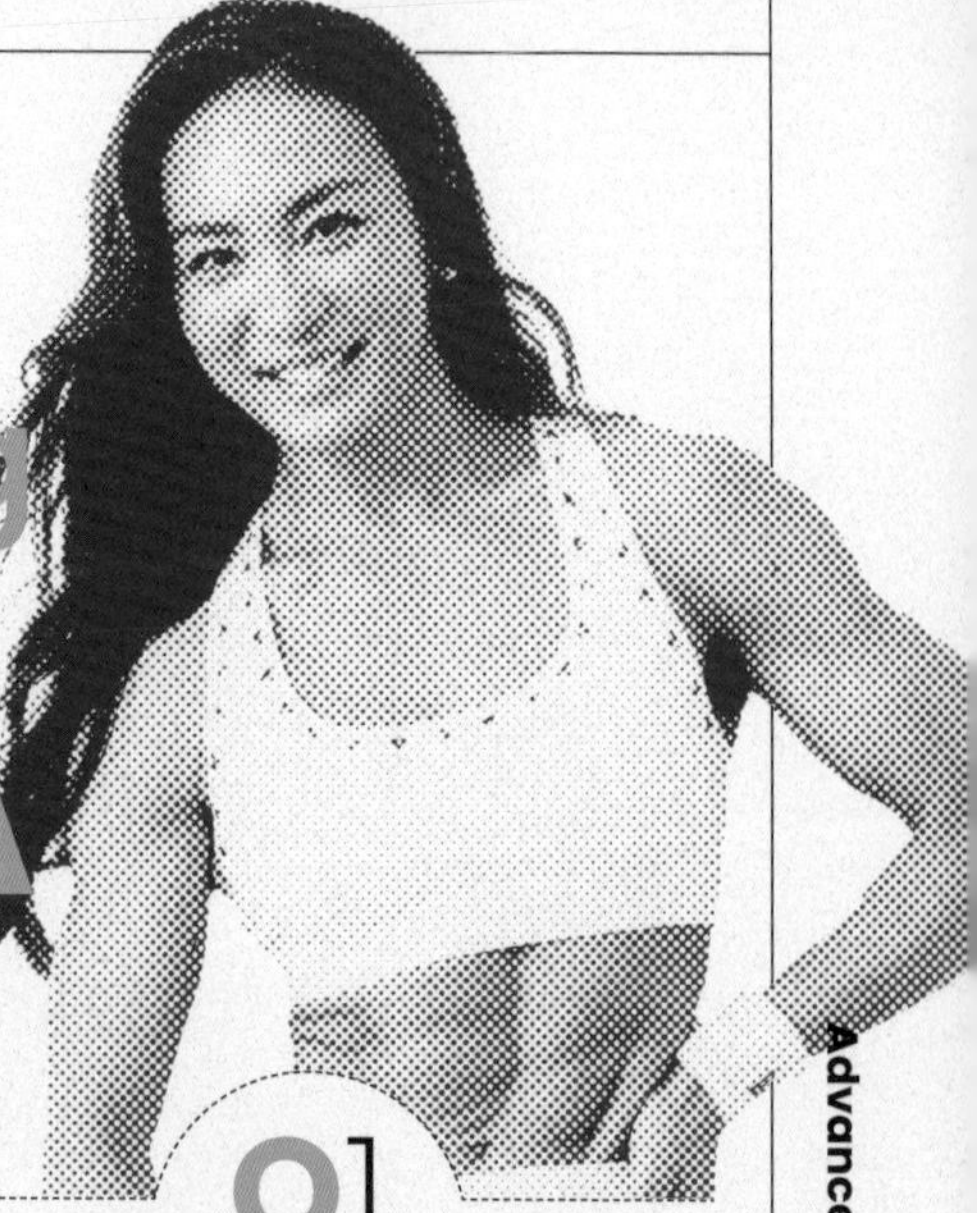

Q1

ストレッチポールをもっていないので、呼吸編を床やベッドでやってもいいですか?

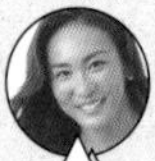

Answer from **AYA**

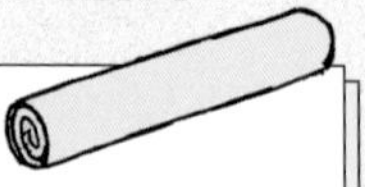

床に直接寝るのではなく、丸めたバスタオルを使ってください

ストレッチポールがない人は、バスタオルやヨガマットを細長く固めに丸めてポール状にして使いましょう。床に直接寝て行うと、胸が開きにくく、呼吸も浅くなりがち。呼吸編では胸を大きく開くことと、深い呼吸を体に覚えさせたいので、最初は丸めたバスタオルでサポートしてやってみてください。深い胸式呼吸の感覚がつかめたら、タオルなしでもOKです。

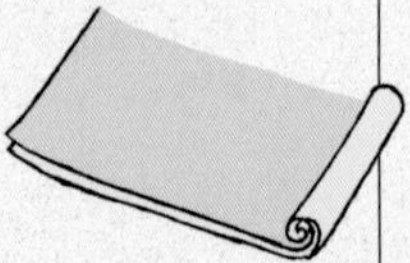

Q2

呼吸が長く続かず、苦しくなってしまいます

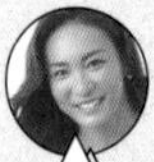

Answer from **AYA**

胸の筋肉が硬くなっているのかもしれません。ふだんから、姿勢も意識してみましょう

フェムトレでは胸を膨らませたり、しぼませたりする胸式呼吸を行いますが胸の筋肉が硬いと胸が膨らみにくく空気をたくさんとり入れることができません。その結果、呼吸が浅くなり苦しくなってしまいます。呼吸が続かない人は、ふだんの姿勢も意識してみましょう。というのもパソコンやスマホを見るときなどに前かがみになっていたり、肩が前に出た姿勢をしていると、胸の筋肉が縮こまってしまいます。これも、胸の筋肉が硬くなる原因。ふだんから姿勢を意識することでトレーニングのときはもちろん、生活の中でも呼吸がしやすくなります。

Q3

フェムトレは、いつ行うのがいいですか？

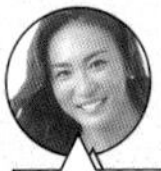

Answer from **AYA**

やりやすい時間でOK! ルーティーンに組み込んで習慣にしましょう

実践する時間に決まりはありません。朝でも夜でもやりやすい時間帯でOKですが「朝、顔を洗ったあと」「夜、入浴後」など生活のルーティーンに組み込んでおくと、顔を洗ったり歯を磨いたりすることと同じように「やることが当たり前」になり、習慣にしやすくなります。

Q4

ドローインをしようとしても、お腹がうまくへこみません

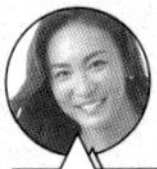

Answer from **AYA**

「おへその下」を平らにする意識でへこませてみましょう

ドローインはお腹をできるだけへこませることがポイントですが、意識をおへその下に集中させるとへこませる感覚をつかみやすくなります。おへその下を体の内側にグッと引き込みつつ、下腹を平らにするように意識。引き込んだお腹で内臓を少しもち上げるようなイメージをもつとさらにへこみます。

Q5

呼吸法と応用編は、同時に進行してもいいですか？

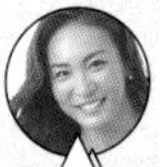

Answer from **AYA**

呼吸編をマスターしてから応用編へ。一段階ずつ進んでいきましょう

応用編は、呼吸編でマスターした呼吸を実践しながら体を動かしていきます。呼吸編の内容を踏まえずに行うと効果が半減してしまうので、必ず、呼吸編をマスターしてから応用編に進んでください。応用編へ進んだあと、呼吸編をセットで行うのはおすすめです。ウォーミングアップ的に呼吸編を行えば、呼吸もしやすくなり、応用編の効果が高まります。

Q6

目安の回数がきついのですが、減らしてもいいでしょうか？

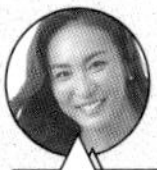

Answer from **AYA**

できる回数でOK。回数よりも呼吸や動きをていねいに行うことが大事です

まずは、自分ができる回数でOK。目安の回数をこなすことよりも、お腹をへこますことや呼吸、膣を引き上げる感覚をしっかり意識して、1つ1つの動きをていねいにこなすほうが大事です。その感覚がつかめてくれば、回数も自然とこなせるようなります。

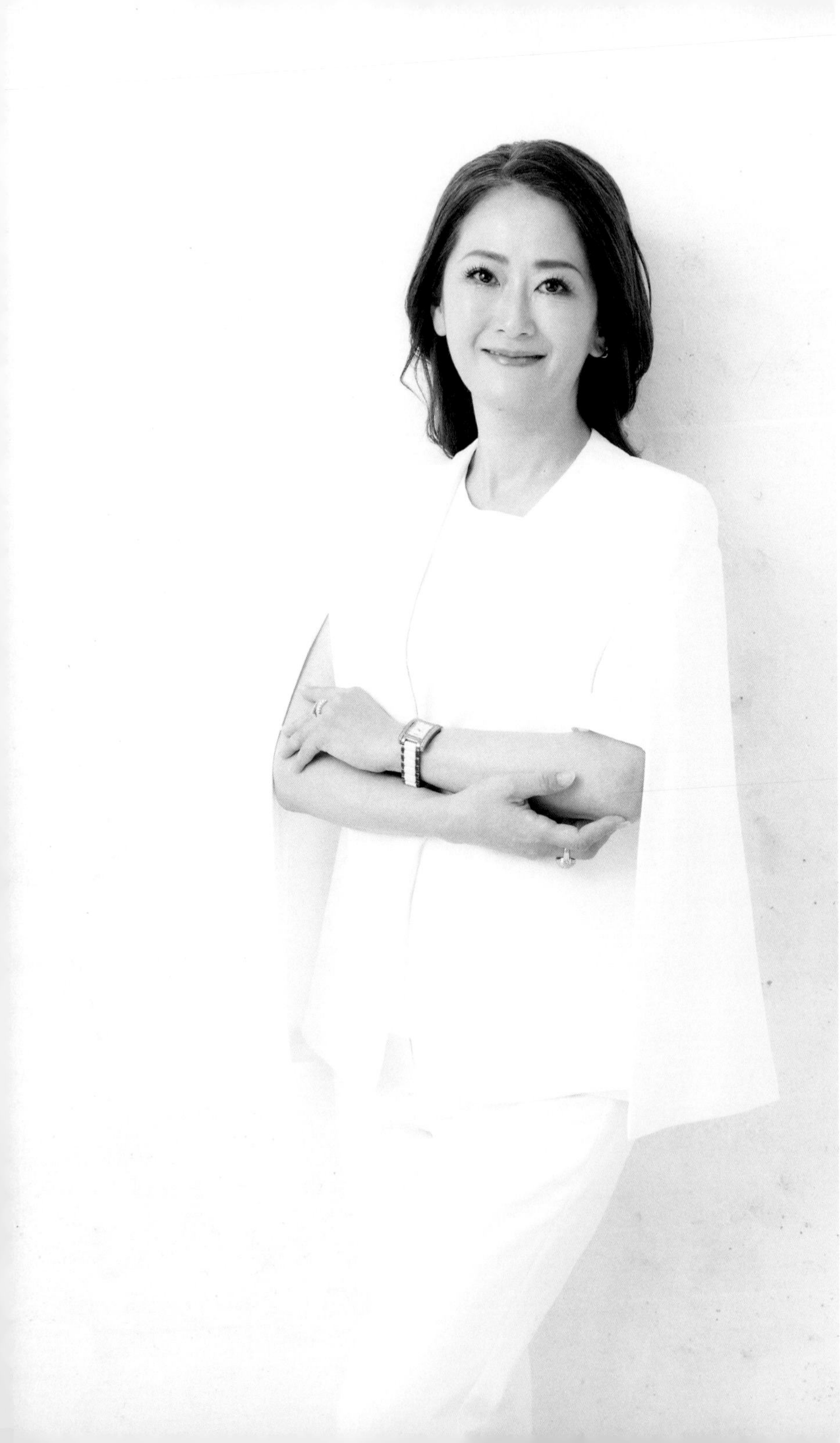

Fem Care for **Women's Health and Beauty** by **Chitsu-ne**

CHAPTER 4

膣こそ女性の**健康と美容の要!**

ちつ姉が教える

最強フェムケア

毎日お風呂で洗っているけど、正しい洗い方やケアの方法を意外に知らないのがデリケートゾーン。そのためニオイの元がたまっていることもあるのだとか。この機会に改めて基礎からしっかり学んで、健康な膣をめざしましょう。

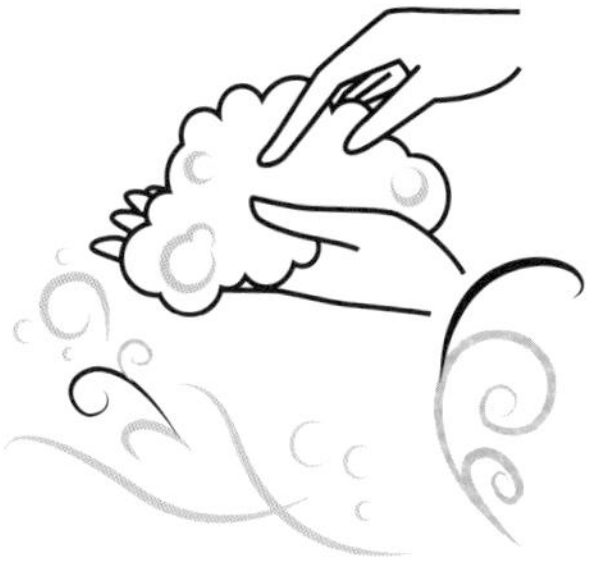

Fem Care for Women's Health and Beauty by Chitsu-ne

みんな実際どうしてる？

フェムケアへの意識やお悩みを調査しました！

フェムケア、巷ではだいぶ話題になっているように思うけれど、実際のところどうなのでしょうか？ また、具体的に何かケアをするなど、日常的にとり入れている人はいるの？　いるとしたらどんなことをしている？まずは「フェムケア」という言葉を知っているか？　から調査！

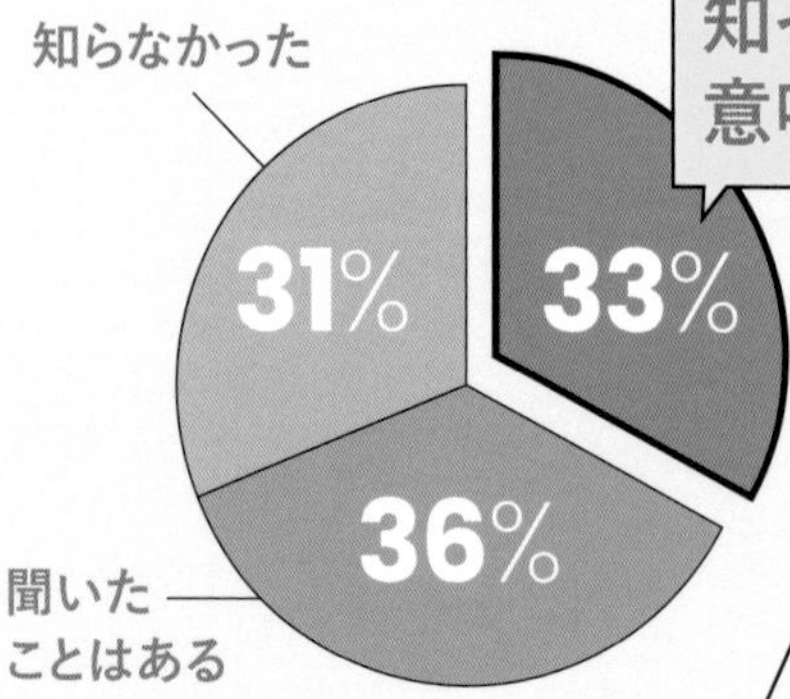

知っていて
意味も理解している

意味まで理解している人が全体の3割という結果に。逆に言葉そのものを「知らない」人も3割もいる、これが日本のフェムケアの現状だと痛感しました。まだまだフェムケアそのものの認知も広げていかないといけないですね。

知っていて意味も理解している と回答した人に聞きました

以下の4つのアイテムのなかでデリケートゾーンのケアに使っているものを教えて

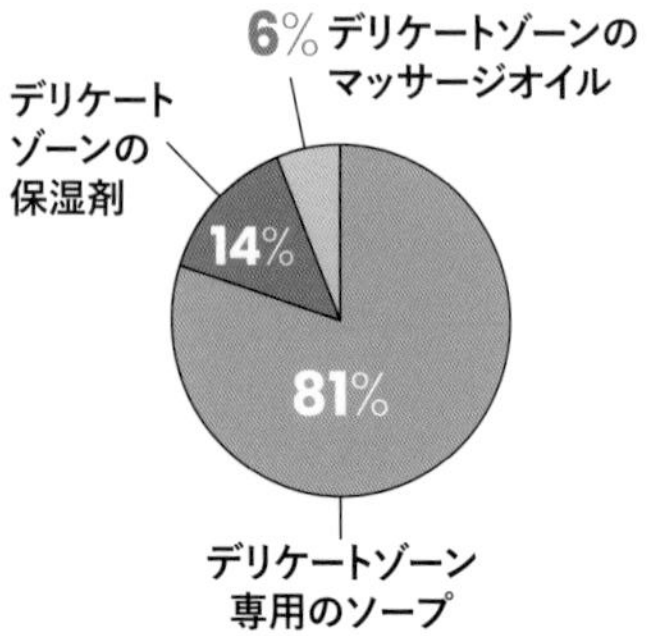

以下の4つの生理アイテムのなかでとり入れているものを教えて

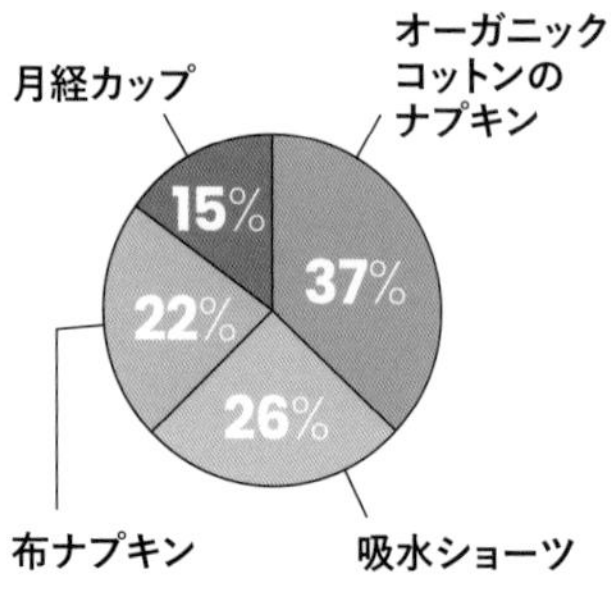

「フェムケア」を知っている人を対象に、最近話題のフェムケアアイテムの使用有無を聞いてみたところ、このような結果に。デリケートゾーンのケアアイテムでは、8割の人が専用ソープを「使用している」と回答！　これはかなり高い数字ですね。生理アイテムでは、オーガニックナプキンや吸水ショーツなどが徐々に浸透してきているという印象です。

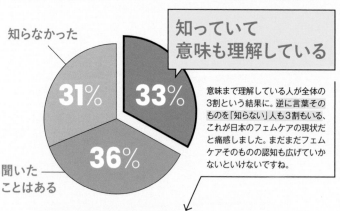

Q デリケートゾーンのお悩みは?

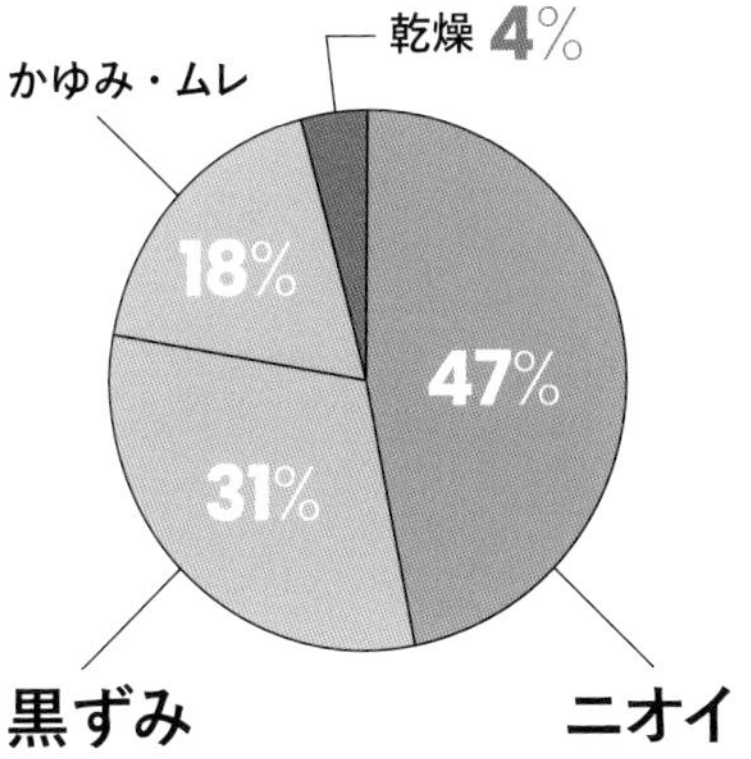

ほぼ半分の人は「ニオイ」が気になっているもよう。正しく洗うこと（P88参照）が、ニオイ対策の基本です。また最近では、脱毛後に、デリケートゾーンの黒ずみが気になり始めた、という声も多いようです。

Q 経験のある女性特有のトラブルは?

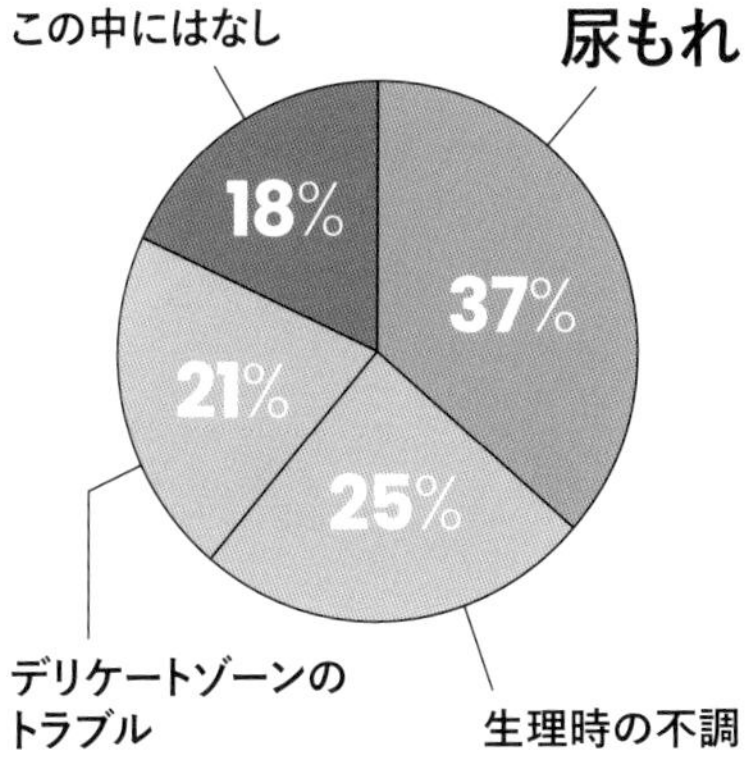

生理の不調以上に、尿もれ経験者が多数。尿もれは特別な人だけの問題ではなく、思った以上に多くの方が悩んでいることに気づかされます。

Q 生理やデリケートゾーンの悩みは誰に相談する?

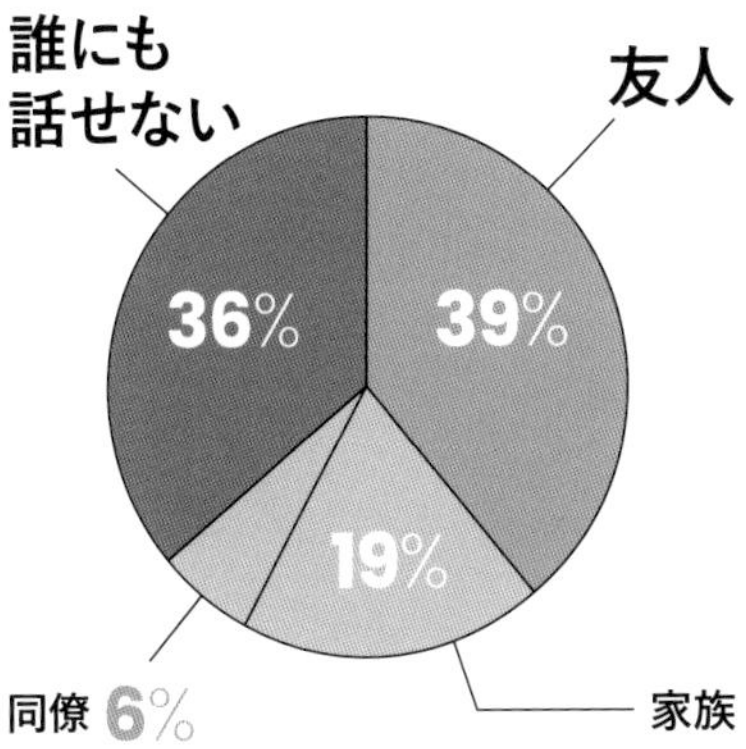

友人に話せる人がいる一方、「誰にも話せない」という人も多数。まだまだ人には話しにくい話題のようです。「恥ずかしい」「はしたない」などという感情もあるようですが、これからの時代は、もっとオープンに話せる環境になるようにしたいですね。

Q どのフェムケアに興味がある?

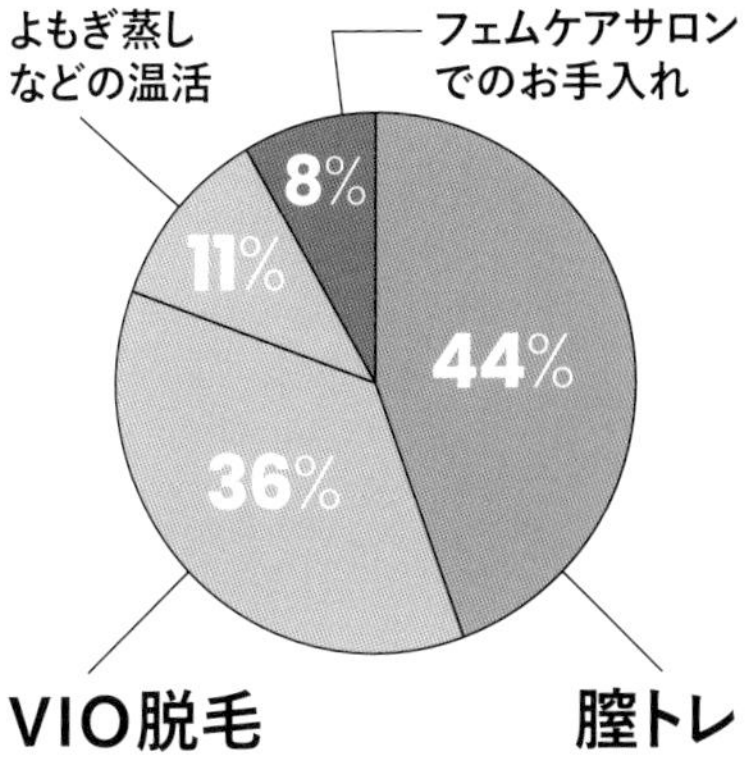

膣トレに興味がある人が多数！ おうちで手軽に始められ、ハードさもないトレーニングなので（P30～参照）、健康と美のためにも、ぜひAYA式フェムトレを実践してみて！

●調査対象:FYTTE公式Instagramのフォロワー ●調査方法:FYTTE公式インスタグラムのストーリーにてアンケートを実施 ●調査媒体:FYTTEweb ●調査期間:2023年9月～2023年10月 ●回答数:424人

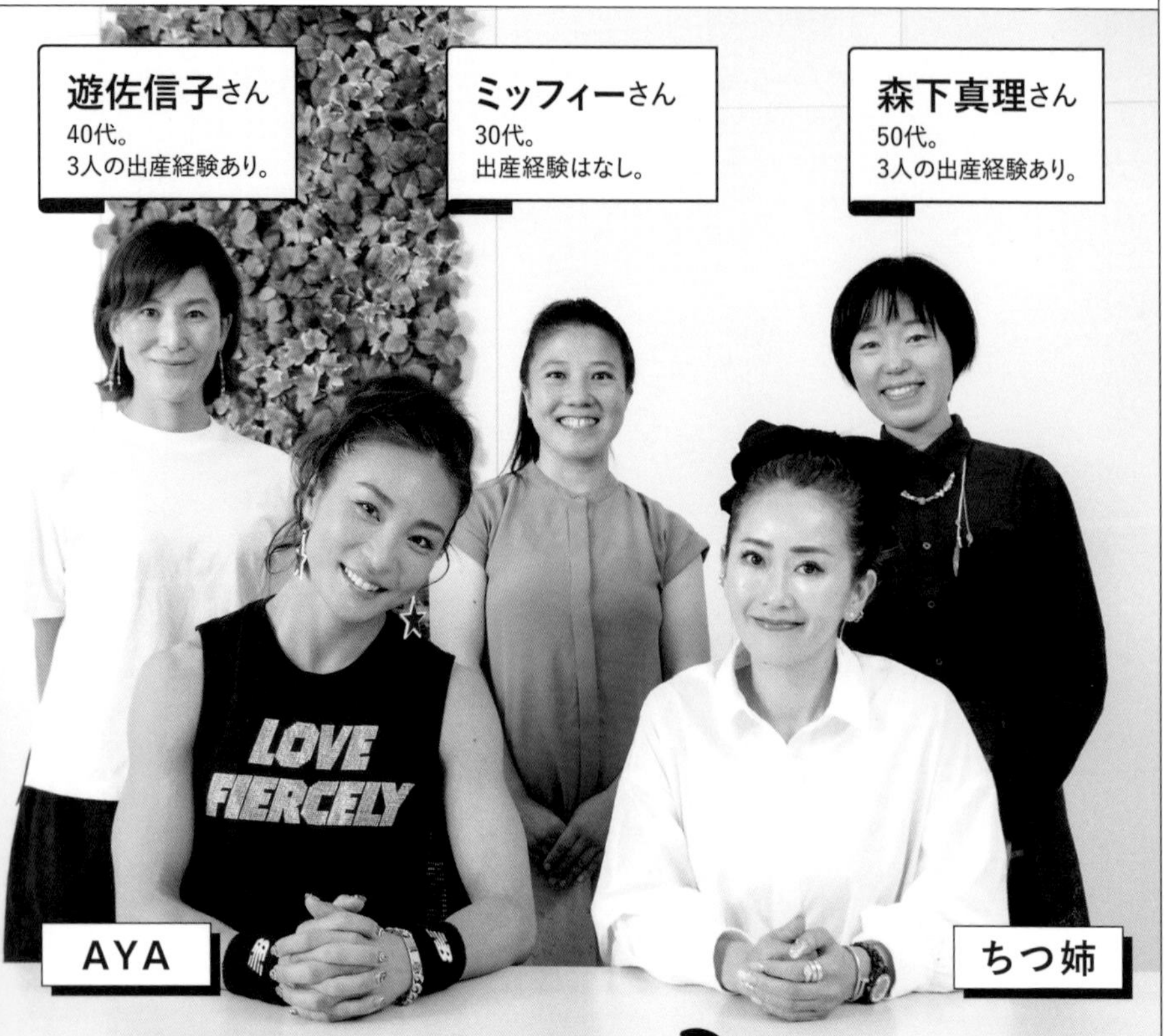
遊佐信子さん
40代。
3人の出産経験あり。
ミッフィーさん
30代。
出産経験はなし。
森下真理さん
50代。
3人の出産経験あり。
LOVE FIERCELY
AYA
ちつ姉

フェムトレ・フェムケア 座談会

Fem Training & Fem Care Talk

実際どんなことをしている？ お悩みや疑問、気になるツールは？
フェムケアが気になる3人とAYA ＆ちつ姉が本音でトーク！

尿もれに悩む
出産未経験女性も多い！

AYA：じつは、私はこれまであまり「膣」に目を向けていませんでした。膣というと、産後や老後のケアというイメージが強くて、出産経験のない私が介入する分野ではないと思っていたんです。

遊佐：私も出産後のケアという印象でした。それに、私自身も、産後に尿もれの経験があるんです。

ミッフィー：私は出産も尿もれも経験がないですが、同世代の友人からは悩んでいるという話を聞きます。出産未経験の30代にもけっこう多いですよ。

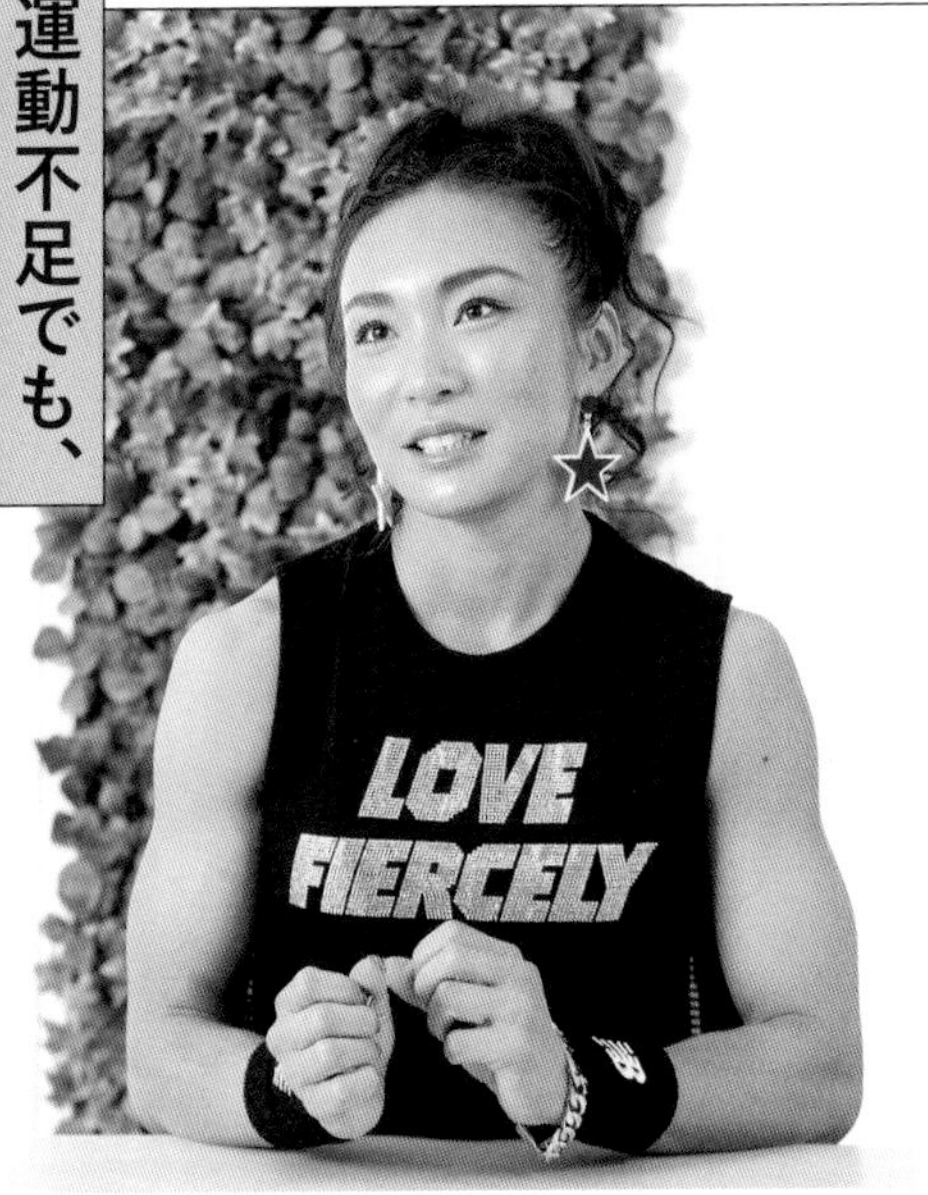

AYA

運動不足でも、膣はゆるんでしまうんです

AYA：運動不足などで下半身の筋力が弱ってしまうと膣もゆるんでしまうんですよね。

ミッフィー：私の周りの尿もれ経験者も皆、デスクワークで座りっぱなしの生活をしているそうです。私が今のところ尿もれと無縁でいられるのは、運動習慣があるからかもしれません。

ちつ姉：私も産後は壮絶な尿もれに悩まされたんです。でも、当時は家族にも友人にも言えませんでした。だから、人知れず悩んでいる人はすごく多いと思いますよ。

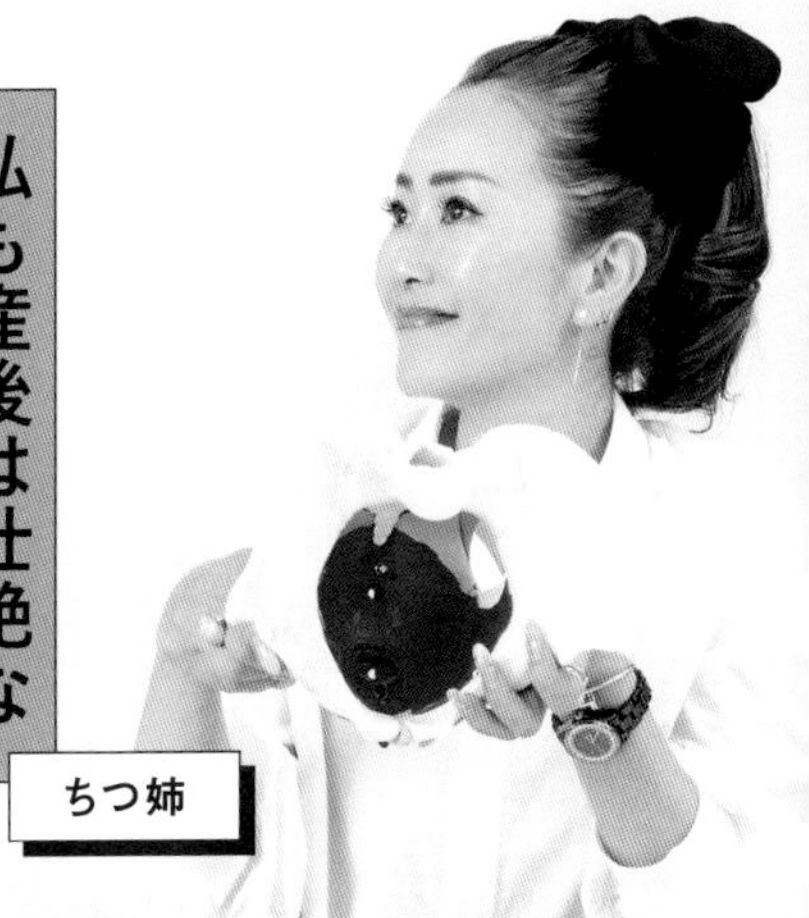

ちつ姉

私も産後は壮絶な尿もれに悩まされました

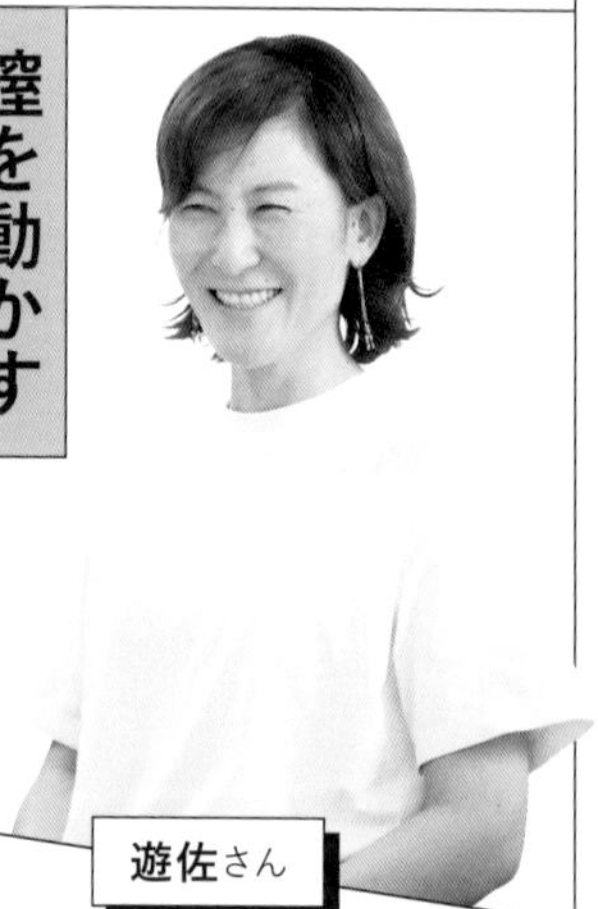
遊佐さん

膣を動かすトレーニングって、難しいと思っていました

遊佐：私は以前から膣トレの存在は何となく知っていたので、産後、やったほうがいいなと思い、実践したんです。でも、そのときは膣を動かしている感覚がなかなかつかめなくて…。結局続かなくて、すぐやめてしまったんです。

森下：私も産後は、産院で教えてもらったトレーニングをしていました。私はけっこうしっかりやっていたので、そのおかげか尿もれは軽度でした。それでも出産後は膣がゆるんだっていうのは如実にわかりました。だから膣トレは絶対やったほうがいいし、産む前から備えることも大事だと思います。

産前からしっかり鍛えておくことがおすすめ！

ちつ姉：私も、産む前に鍛えておけば、産後の苦労が軽かったんじゃないかと思います。でも、当時は膣トレのことをまったく知らなかったんです…。これから出産する人は、ぜひ産前から実践してほしいです。あと、続けるためには、わかりやすいことが重要ですね！

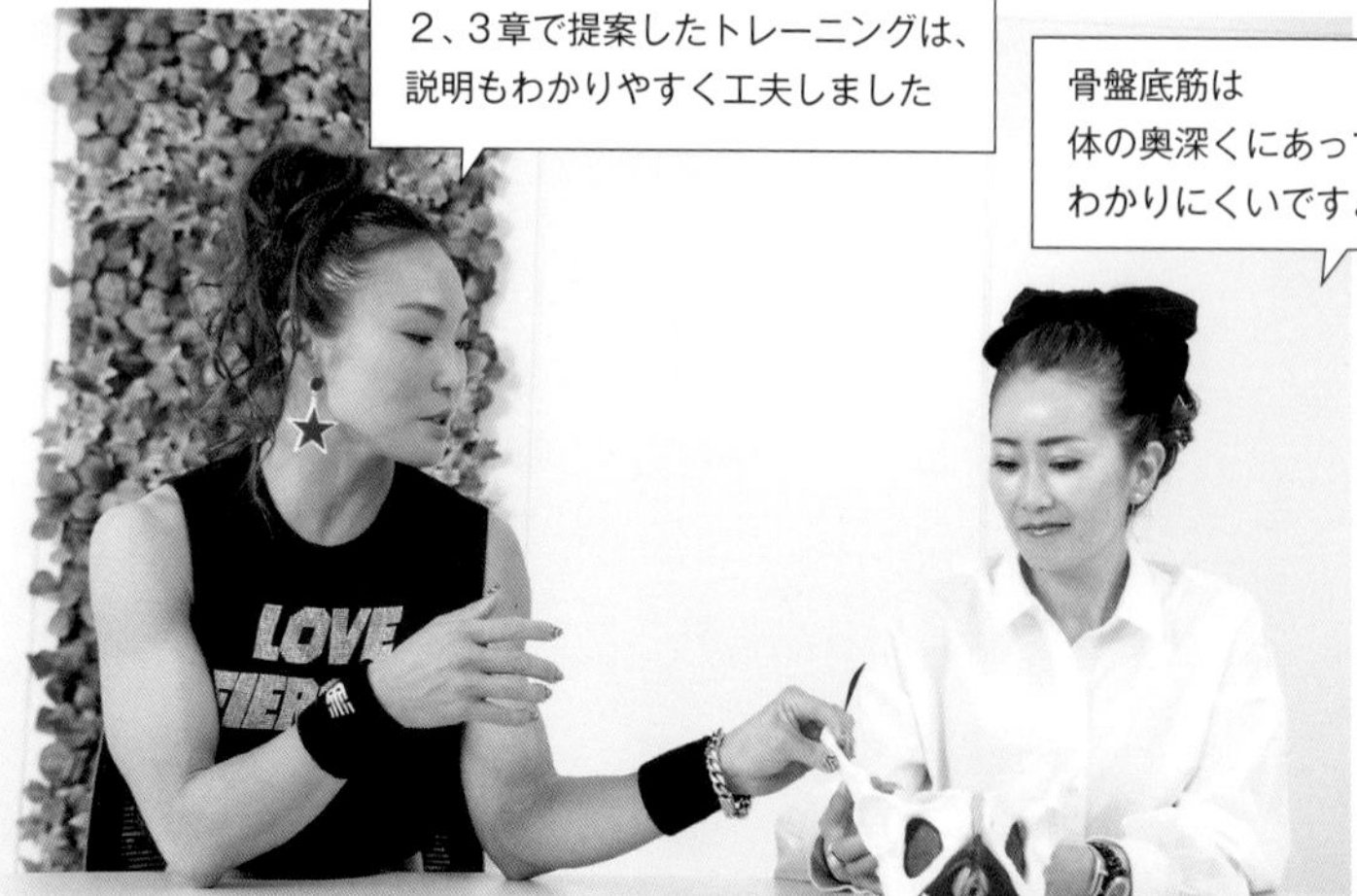
2、3章で提案したトレーニングは、説明もわかりやすく工夫しました
骨盤底筋は体の奥深くにあって、わかりにくいですよね
LOVE

デリケートゾーンのケアの仕方も気になります。どんなアイテムがいい？

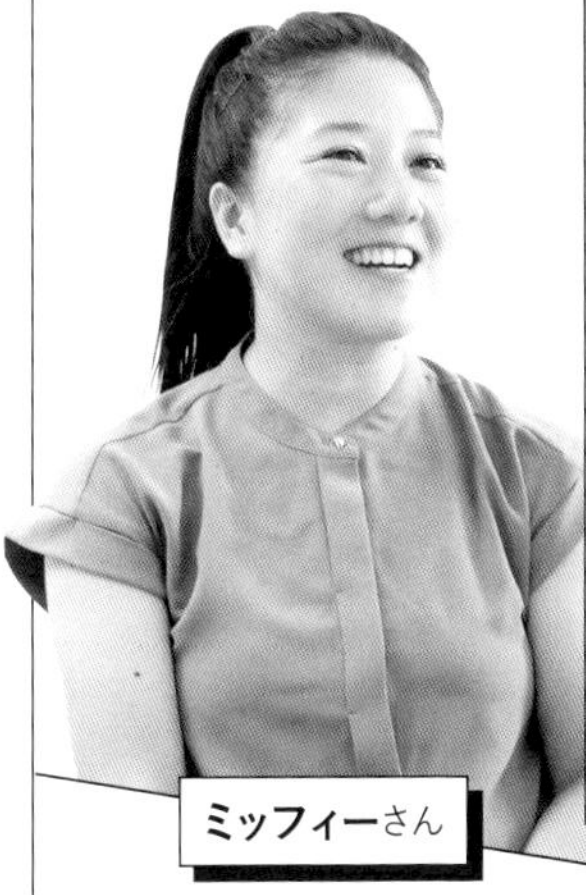
ミッフィーさん

AYA：膣トレでアプローチする骨盤底筋って、動いているかどうか見えないし、外側から触れないし、わかりにくいんですよね。だから、2、3章で提案したフェムトレはできるだけ、わかりやすいように説明も工夫しました。遊佐さんのように、「膣は動かすのが難しい」というイメージをもっている人もぜひ、やってほしいです。

専用ソープもオイルも使うのは膣の外側だけ

ちつ姉：ところで皆さん、フェムケアは何かとり入れていますか？

ミッフィー：私は、デリケートゾーン専用のソープは使っています。

遊佐：私はまだボディソープで洗っています。

森下：専用ソープ、気になってはいるのですがまだ使ってなくて…。あと、私はデリケートゾーンの乾燥が気になっていて、オイルを使おうと思っていますが、膣の中まで塗ったほうがいいですか？

ちつ姉：ソープやオイルは基本、外性器をケアするものです。膣内には自浄作用があるので、外性器ケア用のソープやオイルを膣内まで使用すると、自浄作用を弱めてしまいかねません。膣内を洗浄する場合は、「膣内洗浄器」を使用することがおすすめです。アイテムは、それぞれの使用方法をしっかり守って使ってくださいね。

私は膣の乾燥も気になっていて、いいケアを知りたい！

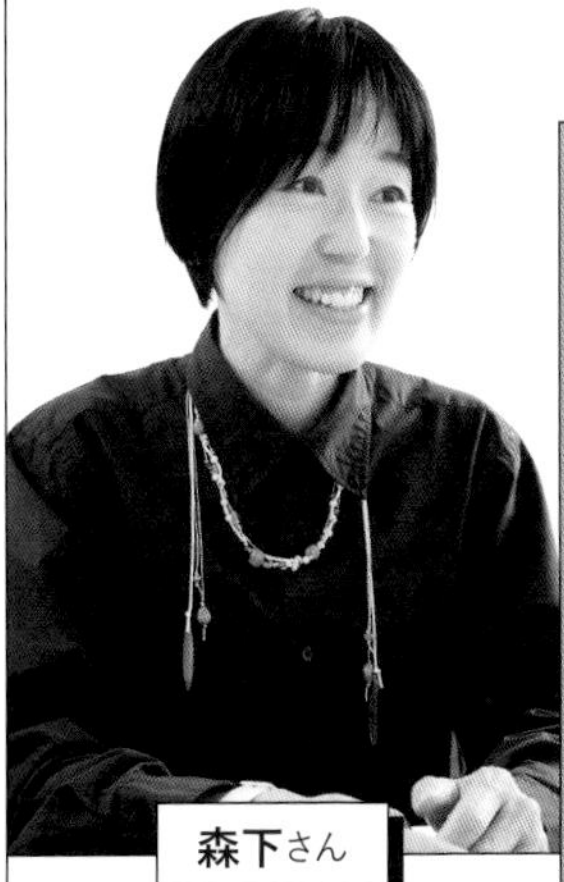
森下さん

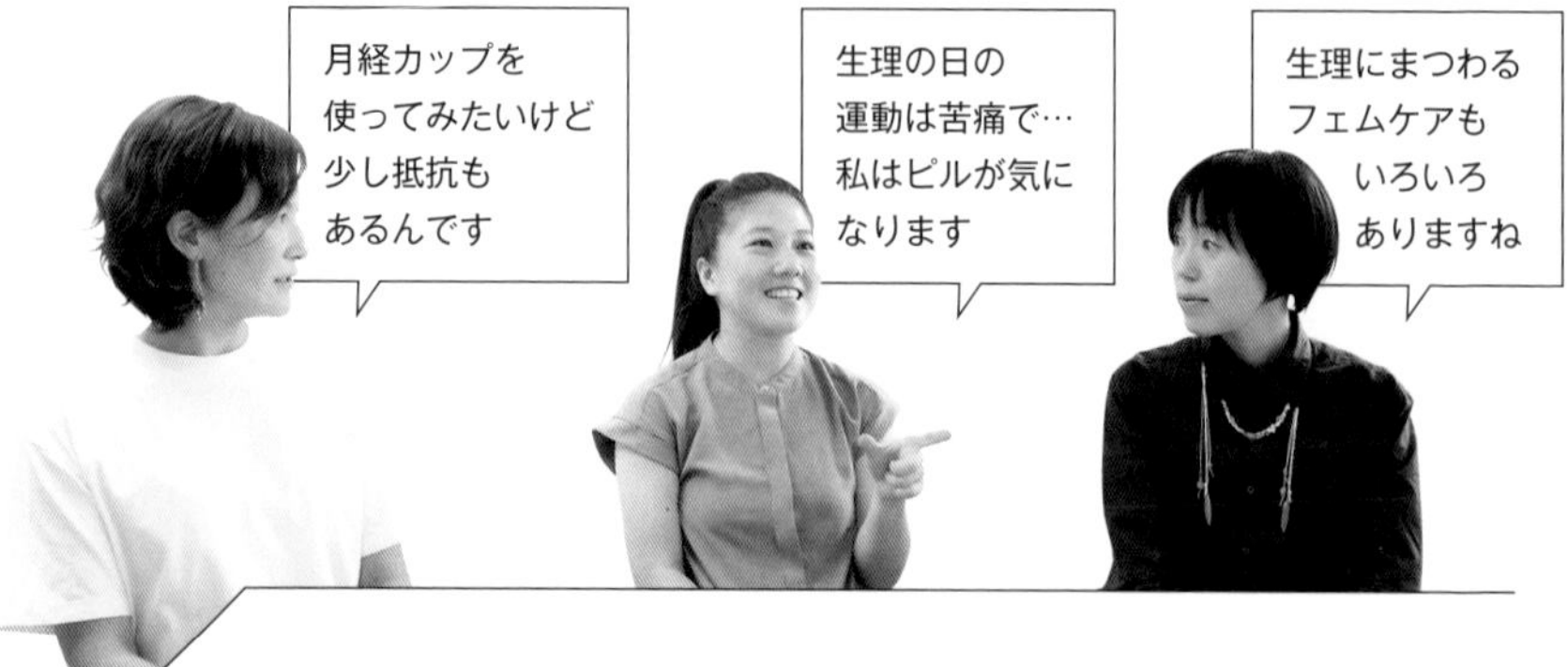
月経カップを使ってみたいけど少し抵抗もあるんです
生理の日の運動は苦痛で…私はピルが気になります
生理にまつわるフェムケアもいろいろありますね

上手にフェムケアをとり入れれば、生理の不快感や不調も軽減できますね！

AYA：私は、ちつ姉に教えてもらった「リファムマッサージゲルパック（P100で紹介）」を愛用しています。夜、お肌のケアをする時間に、このジェルでデリケートゾーンも保湿しています。手軽にケアできていいですよね！

ちつ姉：保湿用のアイテムはオイルやジェル、クリームなどいろいろ売っているので、自分に合うものを探してくださいね！

AYA：それに、膣のケアをちゃんとするようになってから、肌の調子もよくなったんです！

ちつ姉：膣と肌はじつはつながっているんです。膣をちゃんとケアすると、肌のツヤがよくなったり、乾燥しにくくなったり、美容にもいいこと尽くめなんです！

ちつ姉

膣と肌はつながっています。膣ケアは美容にもいいこと尽くめなんです！

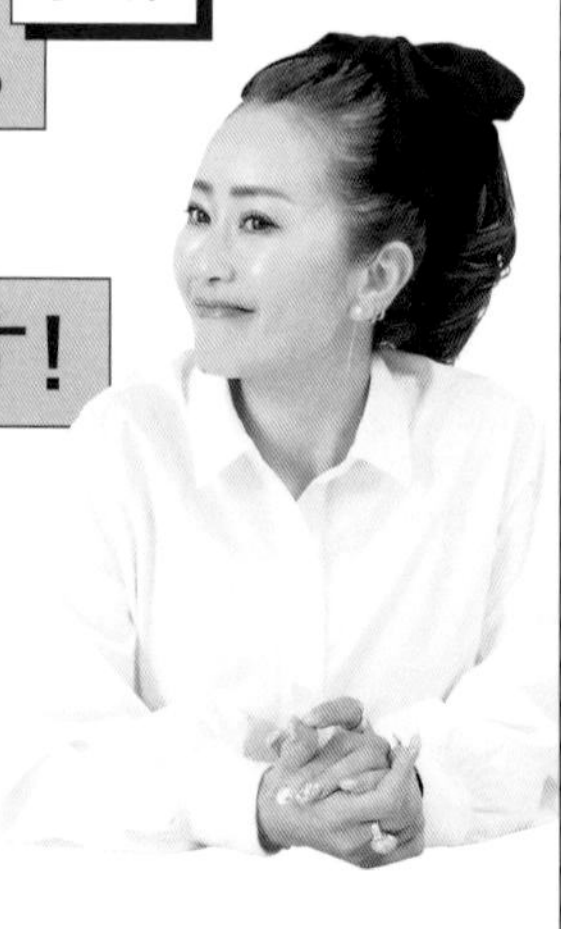

遊佐：私は月経カップが気になっています。でも、膣に入れるのは少し怖いというか抵抗もあります。

ちつ姉：月経カップは、特に経血が多い人やもれが心配な人にはおすすめ。でも、遊佐さんのように、怖いと思う人もいますよね。無理に使えばストレスになってしまうので、その場合は他のツールを試してみるほうがいいと思います。

AYA：生理のことだと、私は２年くらい前からピルを飲んでいます。じつは私、生理痛がかなりひどかったのですが、ずっと我慢をしていて…。でも、思い切ってピルを始めたんです。そうしたら生理痛もＰＭＳもほぼなくなって本当に、快適！　世界が変わりました。

ちつ姉：生理ひとつとってもケアのツールがたくさんあるので、自分が心地よく使えるものを選ぶといいですよね。

ミッフィー：一口にフェムケアと言っても、いろいろなツールや方法がありますね。私も少しずつ、とり入れていきたいなと思います。

ちつ姉：生理痛やＰＭＳ、尿もれもそうだけど、うまくフェムケアをとり入れていくと、快適になることがいっぱいありますよ。

AYA：私はこれからフェムトレをどんどん広めていきたいです。

森下：子どもたちにも、正しく知ってほしいですね。

遊佐：そのためには、まず私たちが正しく知ることが大切ですね！

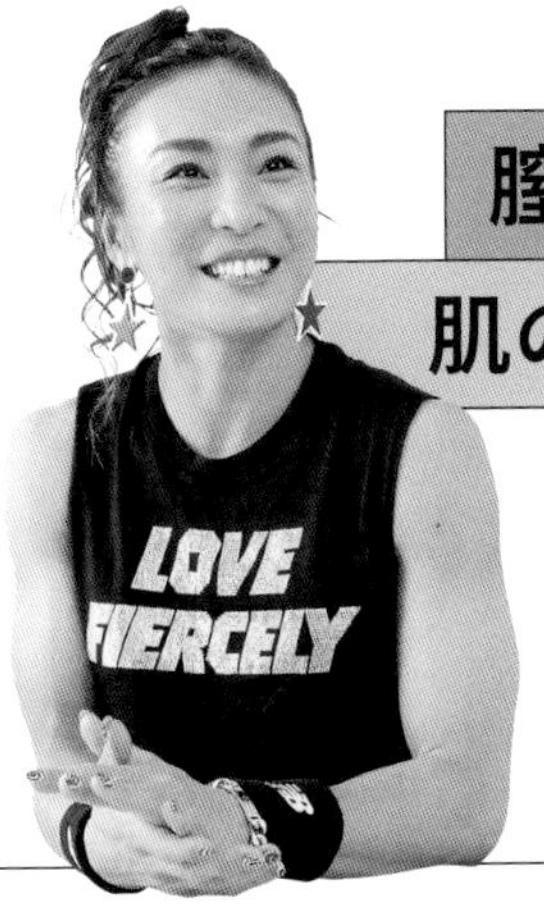

膣を意識するようになってから、肌の調子がよくなりました　AYA

肌は膣を映す鏡!?

膣は顔と同じくらい大切な場所

皆さんは、毎日鏡で顔色や肌の状態をチェックしていますよね。加えて、洗顔料できちんと洗い、化粧水や乳液でていねいに保湿。そんな抜かりのないケアが習慣になっている人は多いのではないでしょうか。

では、膣やデリケートゾーンのケアはどうでしょう？「特に気にしていない」、「さっと流すだけ」という人もいませんか？

これまでにもお伝えしてきたように、膣も体の一部。放置したり、間違ったケアをしていると、肌と同じように乾燥したり、たるんだり、黒ずんだりしてしまいます。

とはいえ、「顔と違って人目につくわけでもないし」「膣ケアは、後回しでいい」などと思った人もいるのではないでしょうか。それは、間違った思い込み！

じつは欧米では膣は顔と同じくらい大事な場所として認識されています。そして、美容に関心が高い人ほど、肌だけでなく、膣のケアも重要視しています。

その理由は、膣と肌がつながっているから！

一見、無縁のように見える肌と膣ですが、「肌は膣を映す鏡」と言われるほど関係性は深く、膣やその周りのトラブルは、肌のトラブルにもつながってしまうのです。

毎日、ていねいにケアしているのに、肌がカサつく。シミ、たるみ、くすみが治まらない。

その原因は、膣にあるかもしれません！

膣周りのトラブルは、
肌のトラブルにもつながっている…

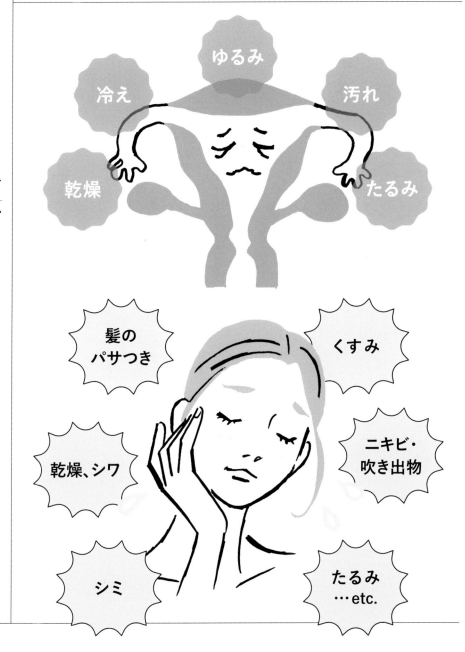

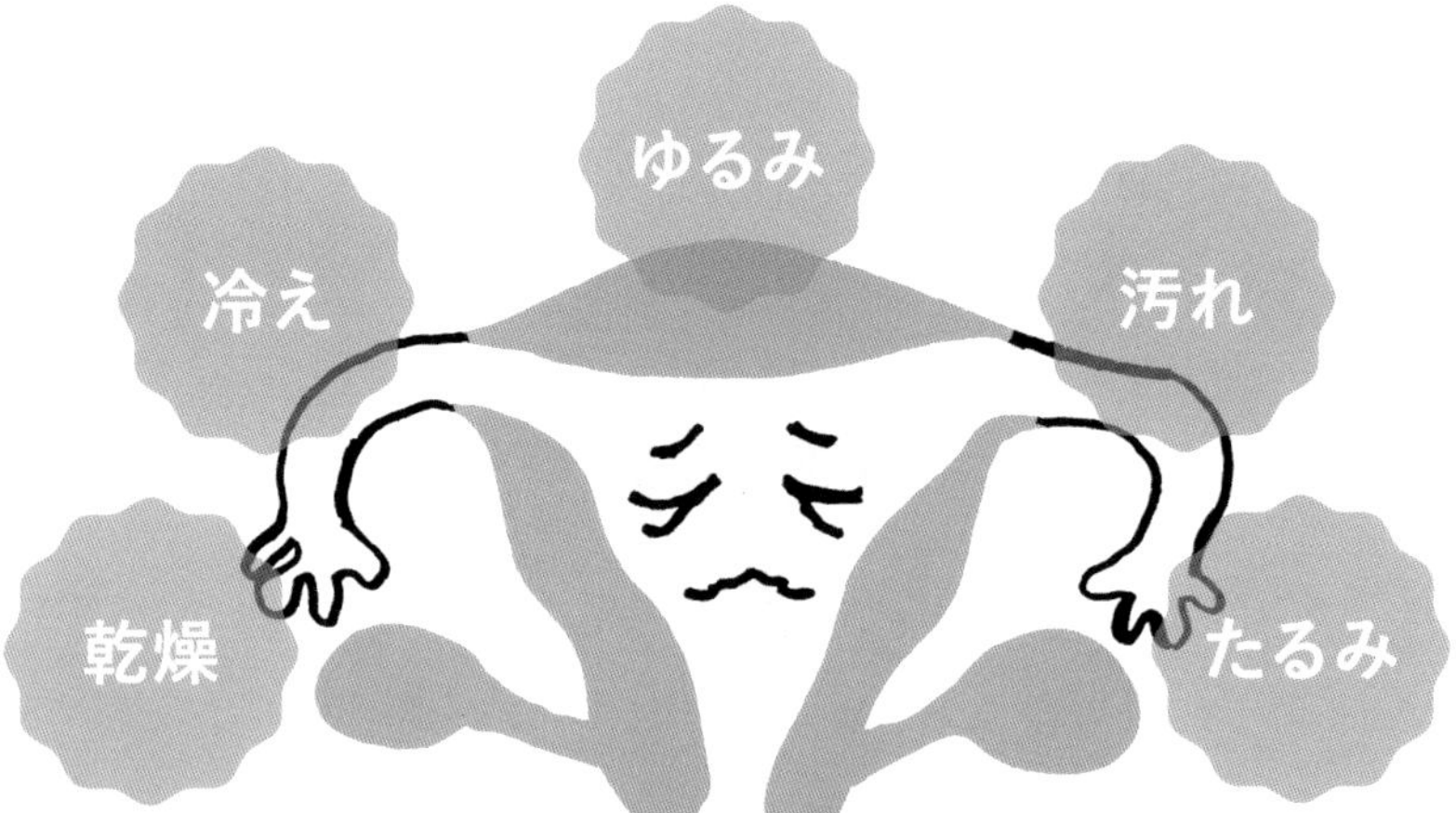

どうして、膣と美容がつながっているの!?

1章でもお話ししたように、私は産後に膣トレ、膣ケアを行ったことで、顔のあちこちにあったシミとも決別！　その後もケアを続けていくと肌の調子がどんどんよくなり、ここ12年、ファンデーションは使っていません。

そんな経験からも、膣トレ、膣ケアには、美に効くすごいパワーがあることを確信。そして、膣の健康こそが、肌の健康に関わっていることもわかりました。

だから、美を手に入れるためには膣が健康であることが不可欠。そのために必要なのが、フェムケアなのです。

ではどうしてこれらが、美とも関わるのでしょうか。まず注目したいのが「血流」です。血流が健康や肌の調子にも深く関係していることはよく知られていますが、膣トレは血流を促す効果が大！　その結果、肌のくすみ、乾燥、たるみ、毛穴…などさまざまな、肌トラブルの改善にも効果的なのです（詳細はＰ80）。

そして、膣や子宮内にいる「善玉菌」の働きも膣の健康と深く関わります。善玉菌が活発に働くことで膣が健康に保たれ、それが体や肌のコンディションにもいい影響を与えてくれます（詳細はＰ82）。

加えてデリケートゾーンの洗い方も大事。「デリケートゾーン専用ソープ」で正しく洗うことは、かゆみ、ニオイ、黒ずみなどの改善や予防になることはもちろん、体調や肌の状態にも関係しています（詳細はＰ84）。

美は膣トレ、膣ケアから!

「美」を手に入れるために必要な 3つのアプローチ

美肌のためには、体の内側、外側から膣ケアをすることが大事！「血流」「善玉菌」「洗い方」の3つに着目することで、健やかなデリケートゾーンに。それが、良好な肌のコンディションにもつながります！

膣も顔と同じで、
たるませない
ゆるませない
冷やさない
乾燥させない
汚れを残さない
ケアが大事!

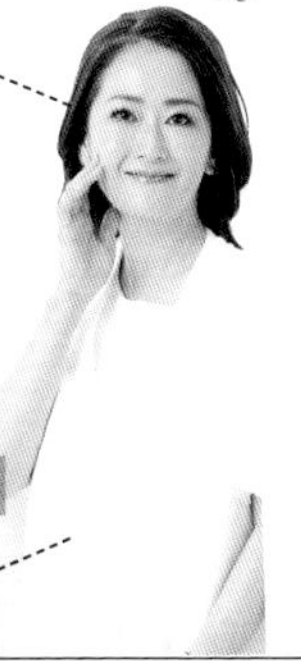

APPROACH 1 膣トレで、全身の血流をアップする

膣トレは全身の血流促進に効果的。血流がよくなれば、肌がふっくら、ツヤもアップ。冷えなどの改善はもちろん、乾燥やたるみ、シミ、毛穴などの肌トラブルや不調の改善にもつながります。詳細はP80へ

APPROACH 2 膣内の善玉菌の働きを活性化させる

子宮や膣にいる「善玉菌」が活性化することで膣内が健康になり、それが肌の健康にもつながります。生活習慣の改善や膣ケアで、善玉菌が働きやすい環境にすることが大事。詳細はP82へ

APPROACH 3 デリケートゾーンを正しく洗う

デリケートゾーンをきちんと洗えていないと、ニオイやかゆみなどの原因に。さらに間違った洗い方やアイテム選びは、体調や肌のコンディションにまで影響してしまいます。詳細はP84へ

膣トレ

全身の血流をアップする

APPROACH 1

膣周りの血流がよくなれば、肌の調子がよくなる！

私たちの体を流れる血液には、全身に酸素や栄養素を運ぶ役割があります。その血液の流れが滞ってしまうと体のすみずみまで酸素や栄養素が行き届かず、冷えなどの不調はもちろん、肌のトラブルにもつながってしまいます。

だから、美肌のためには「血流」をよくすることが大事！　それに効果的なのが膣トレや膣のマッサージです。

じつは膣の周りには毛細血管がたくさん通っているため、少し膣の周りを動かしたり、マッサージするだけでも血の巡りがよくなります。

2章、3章のフェムトレを実践すると、体がぽかぽかしてくるのがわかるのではないでしょうか。それこそ血流がよくなった証拠。血流がよくなれば温かい血が全身に巡るので体もぽかぽか、代謝も上がります。そして、運ばれてきた血液によって酸素や栄養素も行き届いた肌はハリや弾力が高まるうえに、うるおいもあふれてツヤ感もアップ。外性器を含むデリケートゾーンもうるおってふっくら、健康的になります。

また、血流は肌だけでなく不調にも深く関係しています。血流がよくなれば、冷えはもちろん、むくみ、肩こり、不眠、ドライアイやドライマウスをはじめとしたドライシンドロームの改善にもつながります。

血流がよくなれば、肌トラブルや不調も改善！

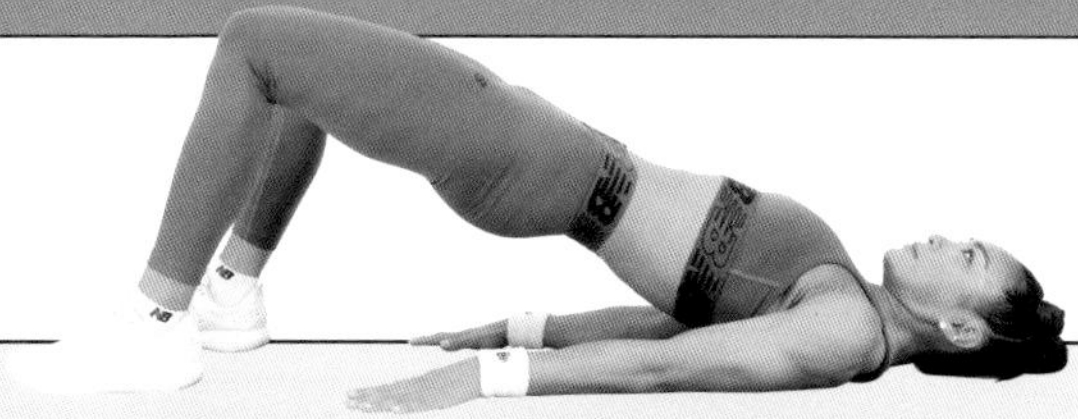

膣トレで、血流促進！

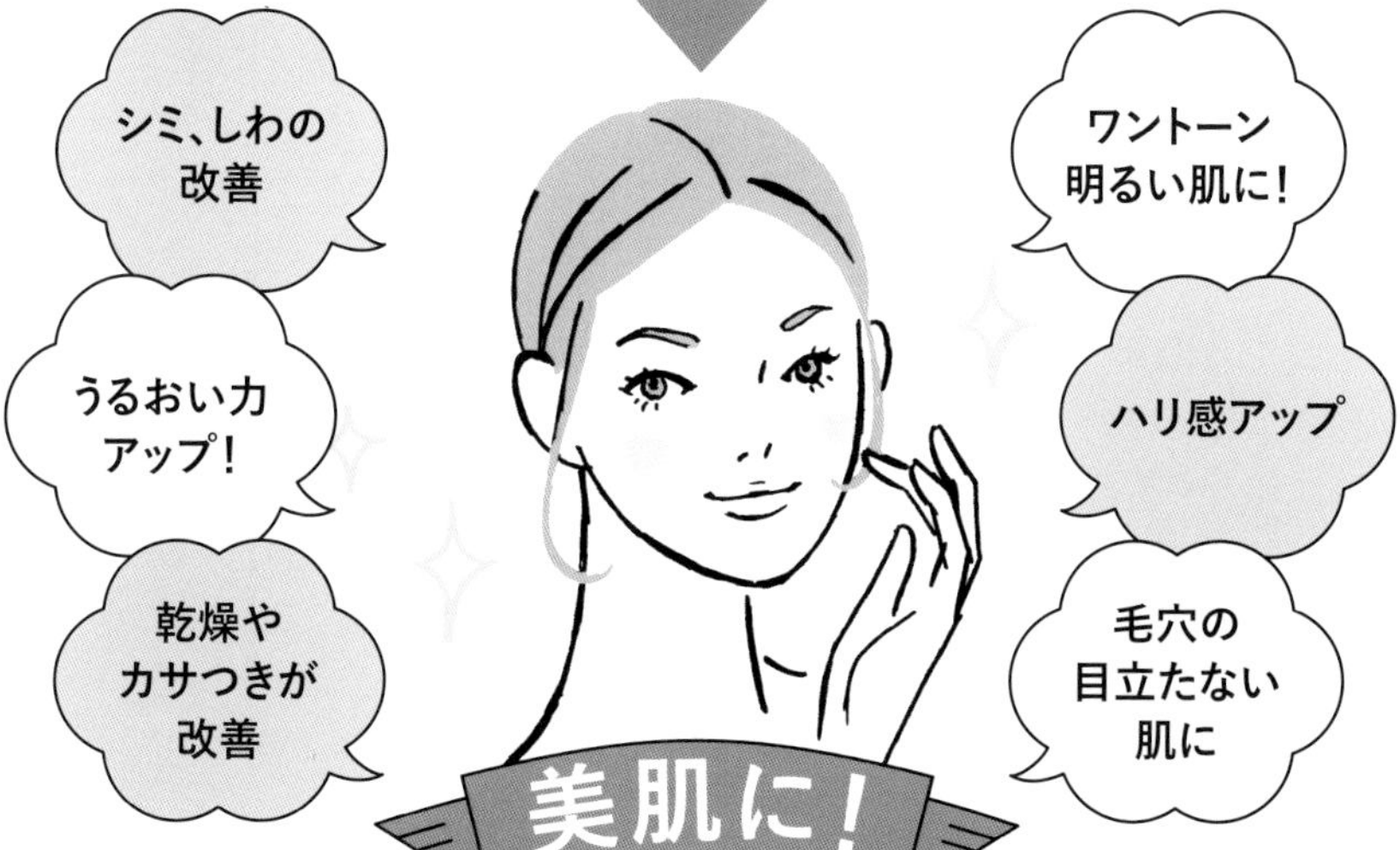
シミ、しわの
改善
うるおい力
アップ！
乾燥や
カサつきが
改善
ワントーン
明るい肌に！
ハリ感アップ
毛穴の
目立たない
肌に
美肌に！

血流がよくなれば、不調の改善にもつながる！

肌のコンディションがよくなることはもちろんですが、全身に血液が行き届くことで、冷えをはじめとしたさまざまな不調の改善にもつながります。

冷え	生理痛
むくみ	不眠
肩こり	ドライシンドローム
疲労	…etc.

腟トレ、腟ケア

APPROACH 2

腟内の善玉菌の働きを活性化させる

腟の調子を整えるためには、乳酸菌の働きが重要！

乳酸菌と聞くと、「腸」を思い浮かべる人も多いかもしれません。腸には乳酸菌をはじめとしたいい菌（善玉菌）がいて、腸の健康を保ってくれていることはよく知られています。しかし、善玉菌が減り、悪玉菌が増えてしまうと腸の調子が乱れ、それが肌の不調にもつながってしまいます。

じつは、腟や子宮にも善玉菌がいて、腟の健康を守ってくれていることが、２０１５年、米国ラトガース大学の研究でわかりました。そして、腟に存在する善玉菌のひとつが「デーデルライン桿《かん》菌《きん》」という乳酸菌の一種。この菌が活発に働くことで腟は、雑菌が繁殖しにくい弱酸性の状態を維持することができます。

しかし、このデーデルライン桿菌が減ってしまうと悪玉菌が増加し、感染症や炎症などを引き起こしやすくなってしまうのです。こういったトラブルがあると、体の毒素の排出口である毛穴は、毒素を出そうとして開きやすくなります。結果、肌トラブルにもつながってしまいます。

デーデルライン桿菌はストレスや睡眠不足などでも減りがち。まずは、こういった悪条件をできるだけ避けることが大事ですが、発酵食品など菌を増やすために効果的な食べものをとることもおすすめです。そして、腟トレで血流を促せば、摂取した栄養素も届きやすくなります。

膣内を酸性に保つことが大事！

たくさんの
デーデルライン桿菌が
活発に働いていると…

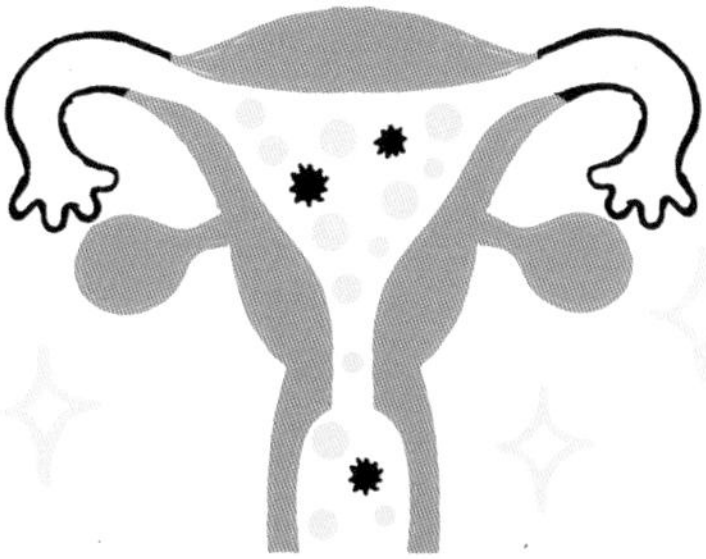

膣内が酸性に保たれて
自浄作用がアップ！

デーデルライン桿菌が
少なく、働きも弱いと…

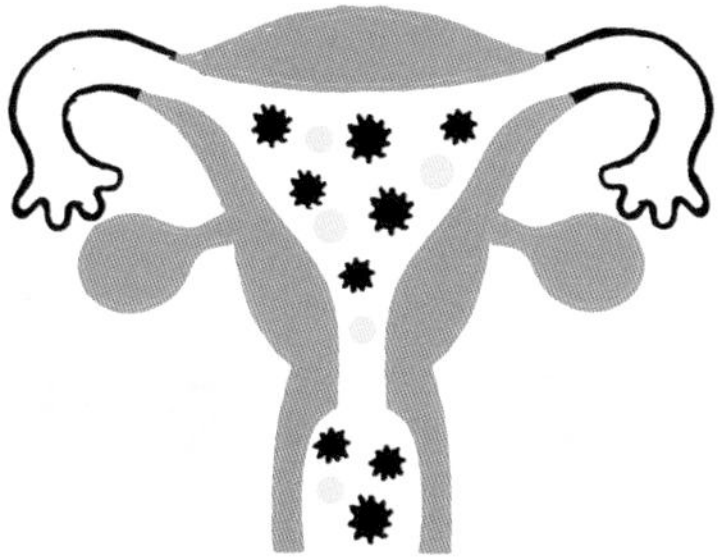

膣内がアルカリ性に傾き、
自浄作用が弱まる！

腸を整える食べものは、膣も整える！

膣ケアにいい組み合わせ

腸にいいと言われている食べものは、膣ケアにも効果的。とくに発酵食品や食物繊維はセットでとることが、おすすめです！

乳酸菌のエサになる**食物繊維**	乳酸菌を含む**発酵食品**
海藻　きのこ　豆　…etc.	チーズ　納豆　キムチ　…etc.
摂取した乳酸菌を活性化するためには、エサとなる栄養素も必要。	発酵食品など乳酸菌を含む食品をとる習慣を。

膣ケア

デリケートゾーンを正しく洗う

APPROACH 3

デリケートゾーンに溜まった恥垢は、ニオイやかゆみの原因に

　膣の健康を保つためには、デリケートゾーンを清潔に保つことも重要です。デリケートゾーンをきちんと洗えていなかったり、間違ったケアをしていると、ニオイやかゆみ、乾燥、黒ずみなどの原因なることはもちろんですが、Ｐ82でお伝えした「膣を守るいい菌」を減らしてしまいかねません。すると、雑菌が膣内に入ってしまい、感染症や炎症などを引き起こしてしまうこともあるのです。

　ところで皆さんは膣の周りや外性器を、チェックしていますか？　自分の体の一部なのに、「よく見たことがない」という人も多いかもしれません。これまでにもお伝えしてきたとおり、膣の状態は肌の状態に直結しています。だからこそ、毎日鏡で顔を見るのと同じように、デリケートゾーンをチェックすることも大事。

　また、同時に知ってほしいのが、外性器の構造。女性の外性器は思いのほか複雑な形をしていて、小陰唇というヒダの裏側をはじめとした細部には、「恥垢」という尿やおりものが混ざった白っぽい垢が溜まりやすいのです。デリケートゾーンのニオイやかゆみの原因の多くは、この恥垢が原因。さっと流しただけでは落ちないため、清潔にしているつもりでも溜まっている人は少なくありません。恥垢を落とすためには、専用のソープを使い、ていねいに洗うことが必要です。

女性の外性器は複雑な形をしている

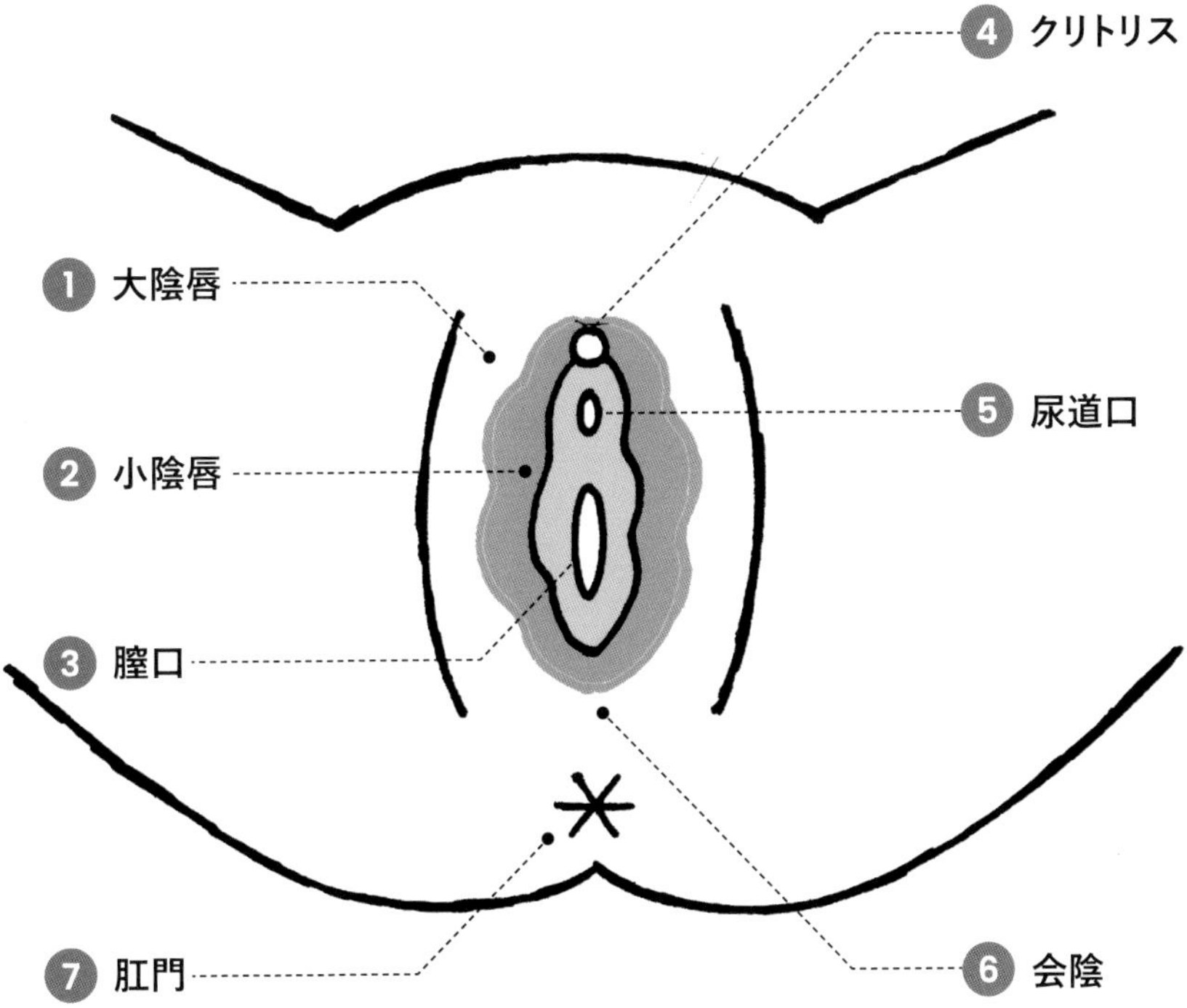

① 大陰唇	大きなふくらみの部分。尿道口や膣口を保護する役目がある。
② 小陰唇	大陰唇の内側にあるヒダ状の部分。尿道口や膣口を保護する。
③ 膣口	膣の入り口。生理のとき、経血が出る部分。
④ クリトリス	性感帯。通常は、包皮が全体に覆いかぶさっている。
⑤ 尿道口	膀胱から尿道を伝ってきた尿が出る部分。膣口の上部に位置する。
⑥ 会陰	膣口と肛門の間。出産時、引き伸ばされる。
⑦ 肛門	消化管の末端にあたる部分。便やガスが出る場所。

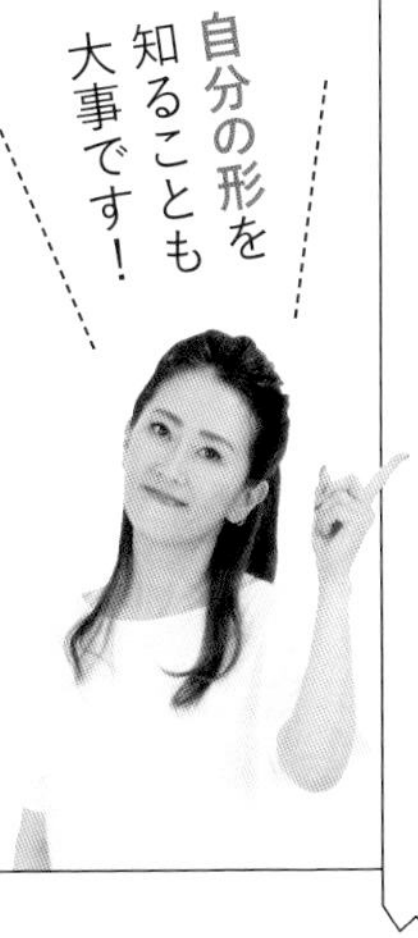

洗うときも摩擦や刺激は大敵

Ｐ84でお伝えしたように、「恥垢」はさっと洗っただけでは落ちません。ていねいに洗ってきちんと落とすことが大切ですが、その際に気をつけたいのがソープ選びと洗い方です。

というのも、デリケートゾーンはまぶたより薄い皮膚でできているため、刺激の強いソープで洗ったり、ゴシゴシこすったりするとダメージを与えてしまいます。それが、乾燥、黒ずみなど膣周りのトラブルを引き起こすのです（洗い方の詳細はＰ88）。

またＰ82で触れたように、膣の中の善玉菌を増やすためには、弱酸性の環境が大切です。アルカリ性に傾くと、菌が繁殖したり、感染症を引き起こしやすくなってしまうのです。

しかし、一般的な石鹸やボディソープなどはアルカリ性寄りのものが多いため、善玉菌の働きを弱めてしまいかねません。そこで使ってほしいのが、「弱酸性」のデリケートゾーン専用のソープ。最近ではドラッグストアでも販売されていますし、Ｐ98以降でもおすすめの商品を紹介しているので、ぜひチェックしてください。

また膣は「経皮吸収率」が、かなり高いことも特徴。経皮吸収率とは、皮膚をとおして物質が体内に吸収される率のことで、腕を1とした場合、デリケートゾーンはなんと約42倍とも言われています。つまり、体に好ましくない成分が入っていれば、それらをより多く吸収してしまいます。だからこそ顔以上に、アイテムの成分にこだわることが大事です。

こんな洗い方はぜったいNG!

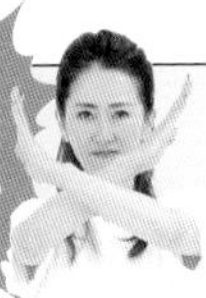

膣周りの経皮吸収率は42倍!

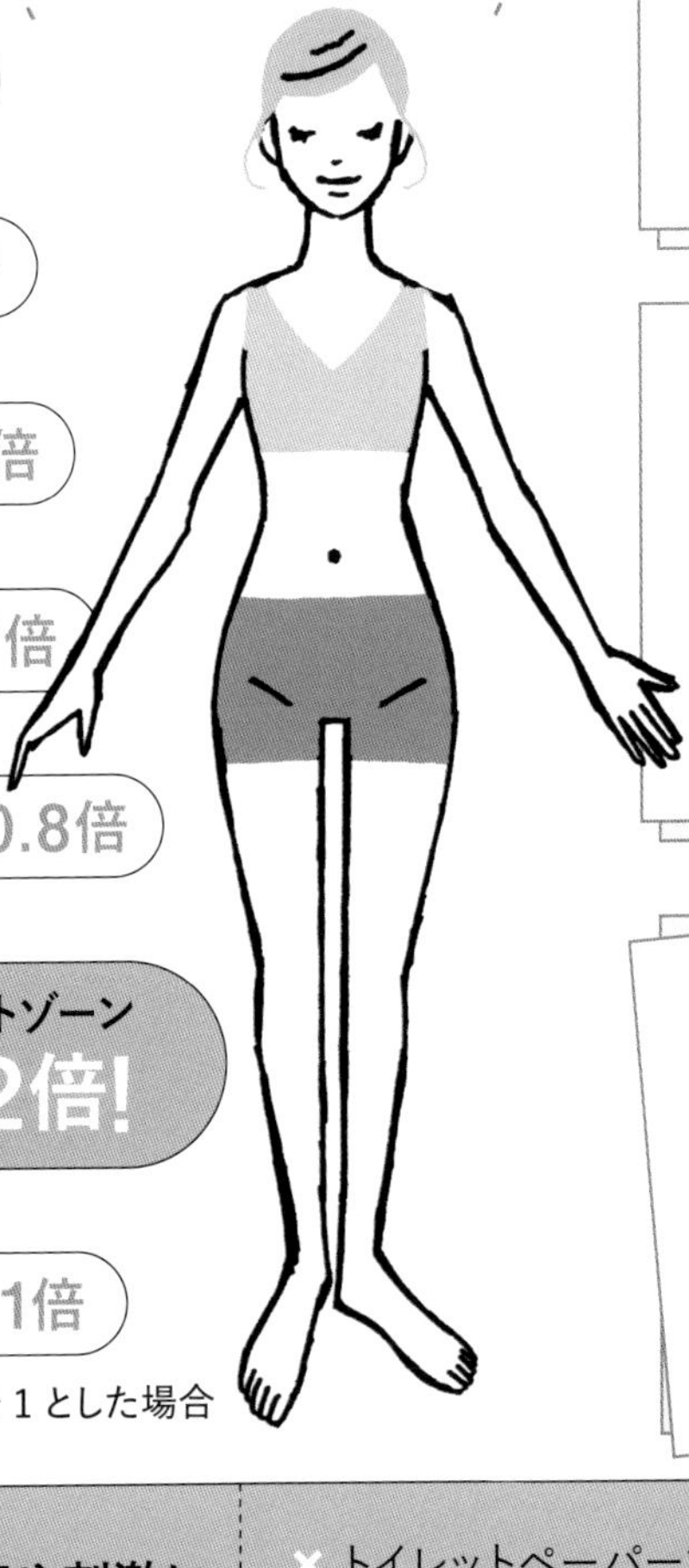

- 額 6倍
- 頬 13倍
- 脇の下 6倍
- 背中 1.7倍
- 手のひら 0.8倍
- **デリケートゾーン 約42倍!**
- かかと 0.1倍

※腕を1とした場合

ボディソープで洗うのはNG!

アルカリ性寄りのソープを使うと、酸性に保たれている膣の周りのpHバランスが崩れてしまうことも。弱酸性のデリケートゾーン専用ソープを使いましょう。

ゴシゴシこするのはNG!

デリケートゾーンはまぶたより繊細で刺激に弱い場所。ゴシゴシこすったときの摩擦は黒ずみや乾燥の原因に！ 手でやさしく洗うことが大切。

膣の中まで洗うのはNG!

膣には、もともといい菌がいて、そのおかげで自浄作用が働きます。膣内を洗うと、いい菌を減らしてしまいかねないので、膣内まで洗うのはNG。

摩擦や刺激になりやすいこんな行動も注意!

- × トイレットペーパーで拭くときに、**ゴシゴシ強くこする**
- × **体を締めつけるような下着やスキニージーンズ**をはく
- × **長時間同じ姿勢**でのデスクワーク
- × **肌に合わないナプキンや下着**を使っている
- × **自己流**の VIO 脱毛

正しい洗い方

専用ソープを使った正しい洗い方を覚えましょう。細部までていねいに洗うことと、強くこすらないことが大事！

01

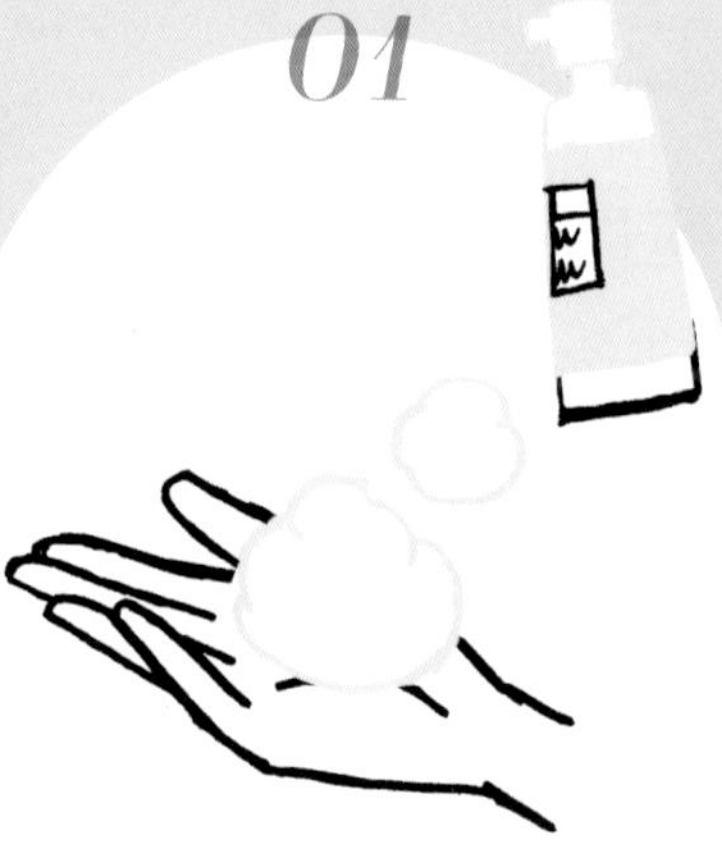

デリケートゾーン専用のソープを用意。モコモコと泡立てて、デリケートゾーン全体にのせる。

02

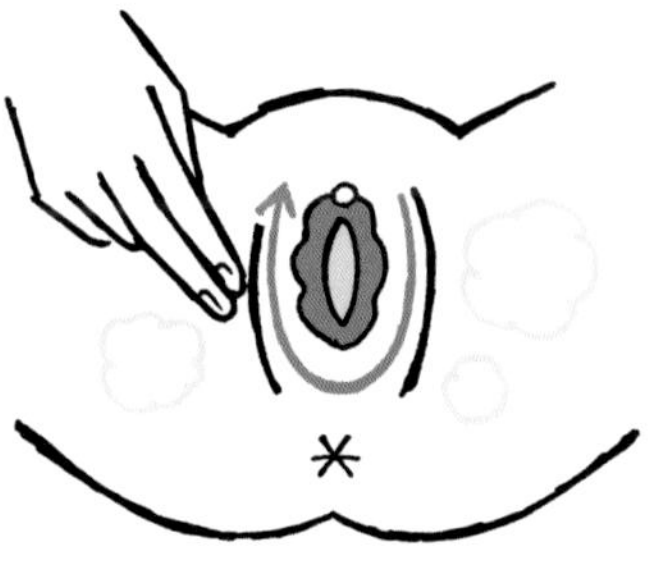

まず、大陰唇を人さし指と中指の腹でUの字を描くようになでて洗う。小陰唇も同様に。

05

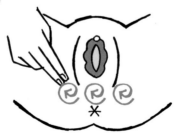

膣口と肛門の間に位置する、会陰を洗う。3か所にクルクルと指の腹で、円を描くように洗う。

06

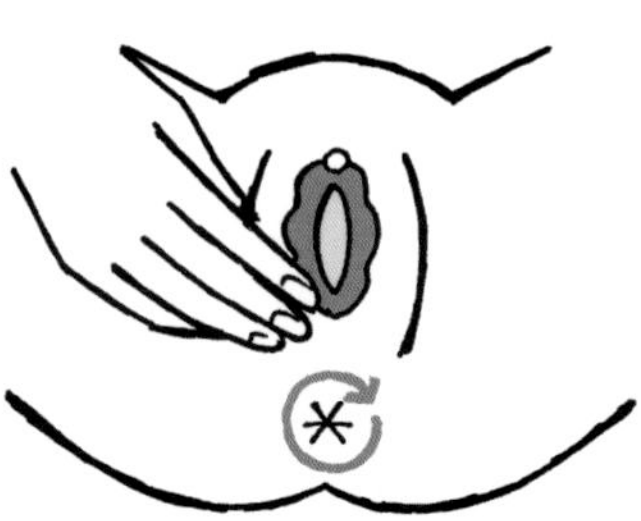

膣口と肛門をサッと軽く洗う。**膣の中に泡が入らないように注意**。肛門まわりはやさしく円を描くように。

03

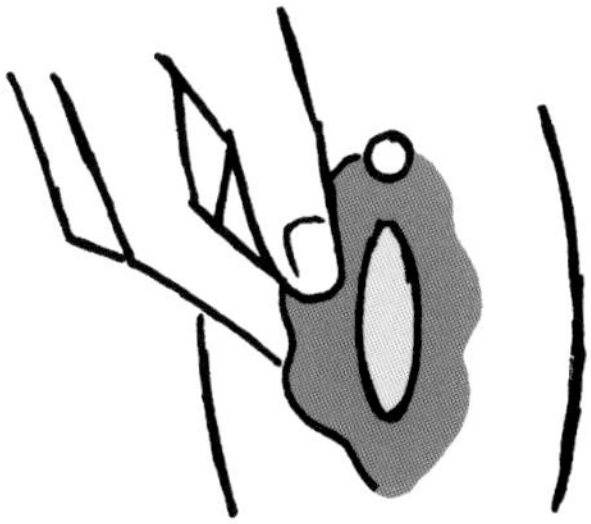

小陰唇を親指と人さし指で挟む。小陰唇の裏を人さし指の腹でやさしくなで、たまった汚れを落とす。

04

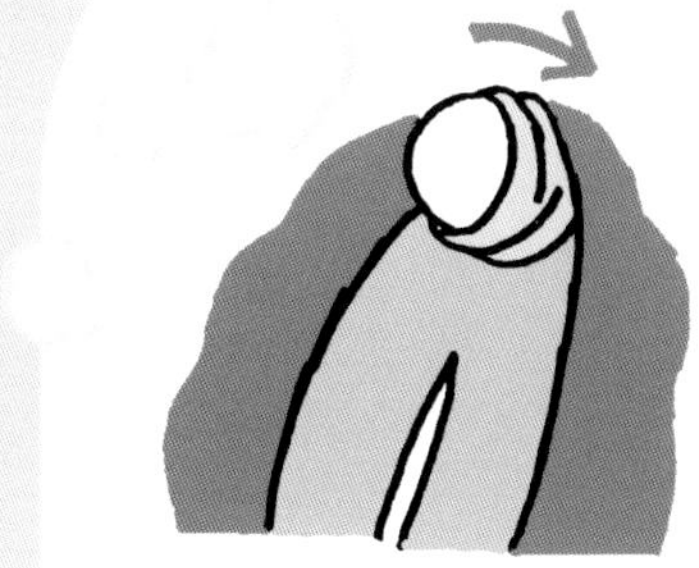

クリトリスは包皮で覆われているので、皮を手でやさしくむいて洗う。クリトリス亀頭と包皮の間も垢がたまりやすい。

デリケートゾーンの

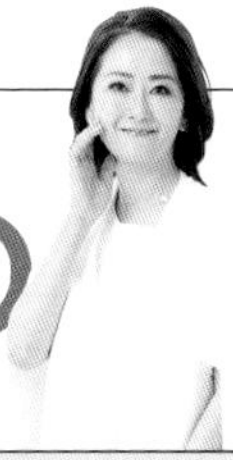

07

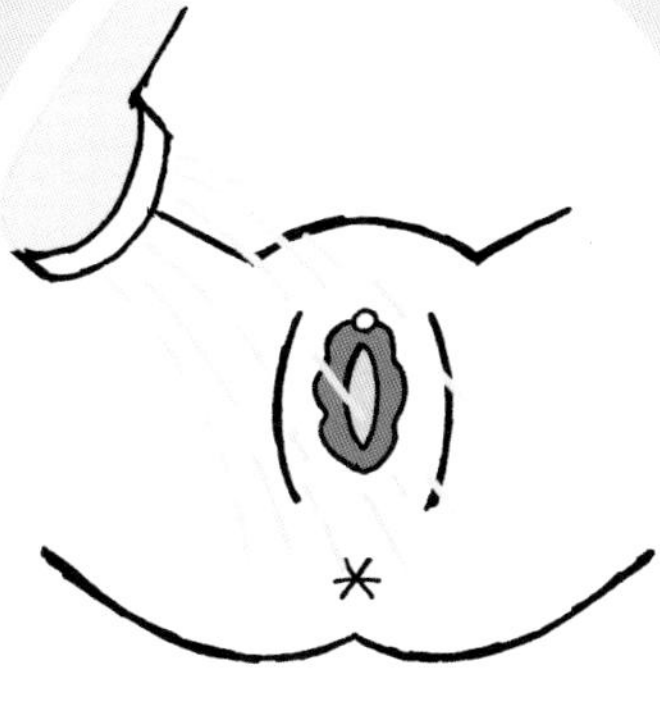

水圧が弱めのシャワーでやさしく洗い流す。このときも、ゴシゴシこすらないこと。

08

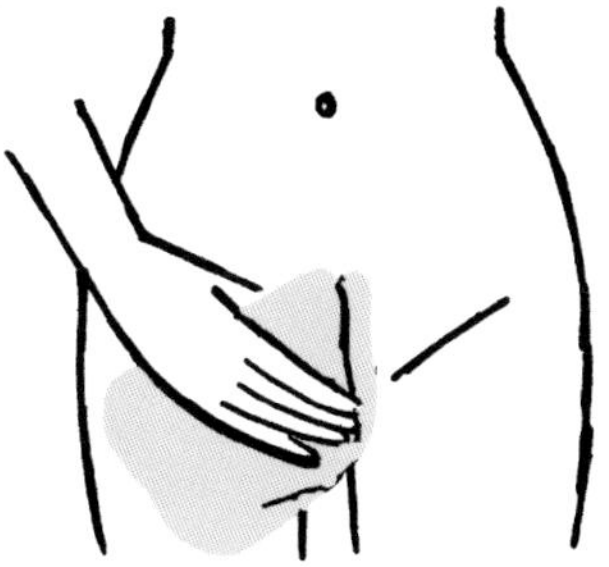

お風呂から出たら、タオルで1回トントンと軽く押さえ、水気をとればOK!　ゴシゴシこするのはNG。

デリケートゾーンの保湿とマッサージ

乾燥しやすい人は特にとり入れて。ただし、膣内までオイルを塗るのはNG。ケアは外側だけ。

01

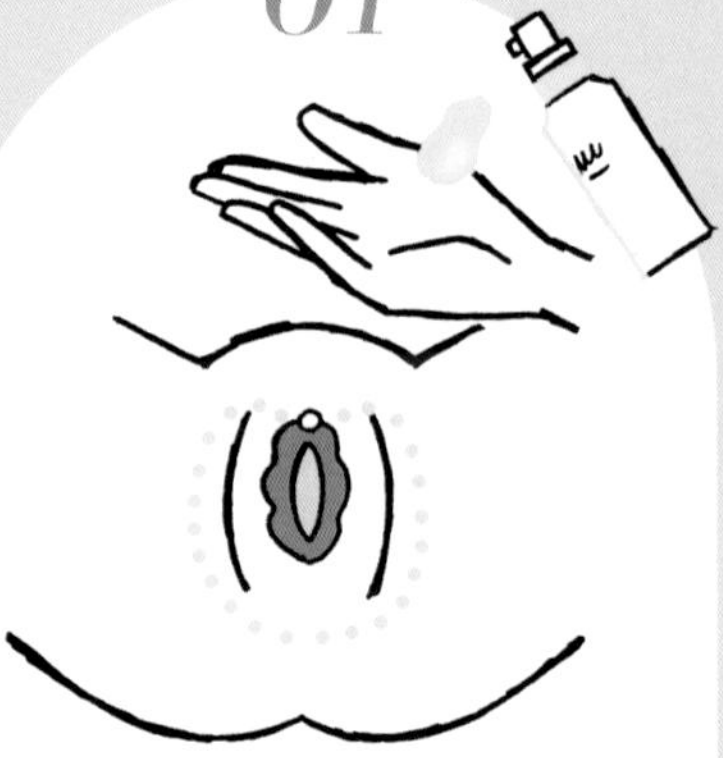

デリケートゾーン専用のオイルやジェルを用意し、クリトリスを除いた膣周り全体に塗布する。

02

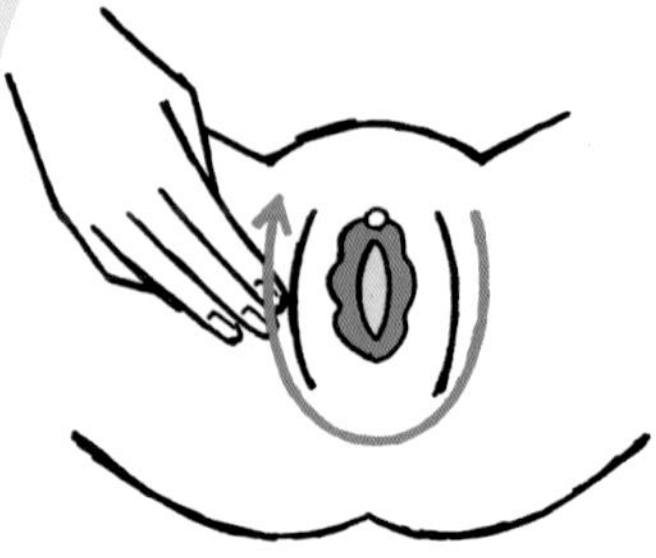

人さし指、中指、薬指の3本で、膣の周りをUの字を描くようにマッサージする。

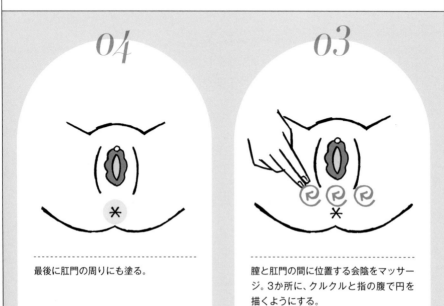

03

膣と肛門の間に位置する会陰をマッサージ。3か所に、クルクルと指の腹で円を描くようにする。

04

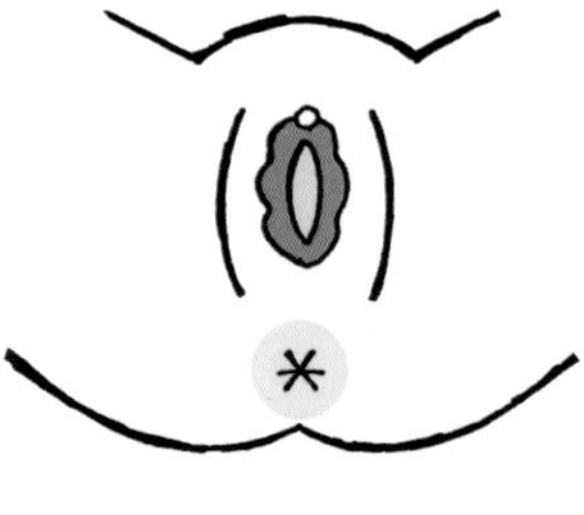

最後に肛門の周りにも塗る。

小陰唇マッサージで さらに血流アップ！

時間があるときは、小陰唇のマッサージも加えて！より血流がよくなり、オイルやクリームの浸透力がアップ。保湿効果も高まります。

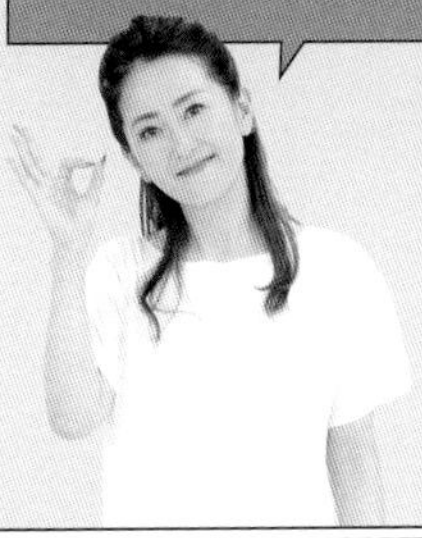

+One Massage

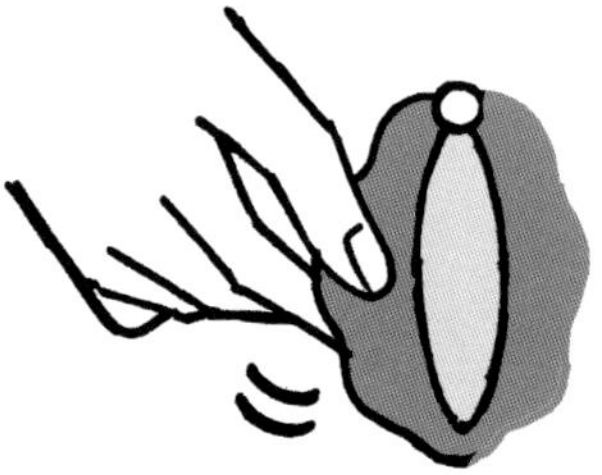

小陰唇を親指と人さし指でグッとつかむ。少しずつ指の位置をずらしていき、全体をマッサージする。

時間がないときは、膣周りパックがおすすめ

01

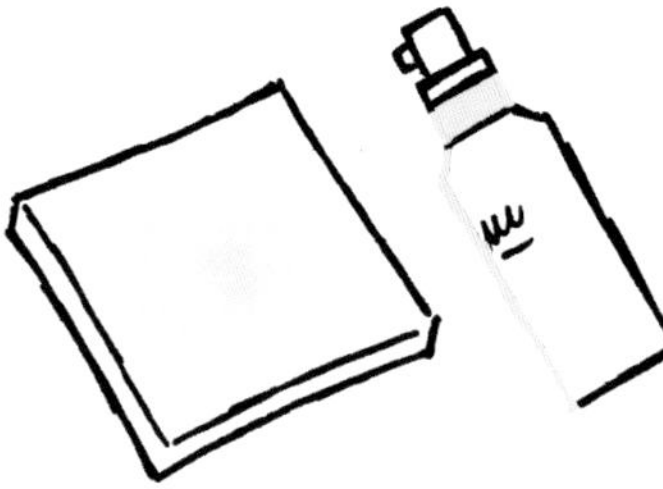

けばのないガーゼやコットンを用意し、専用のオイルまたはジェルを垂らす。量の目安は500円玉程度。

02

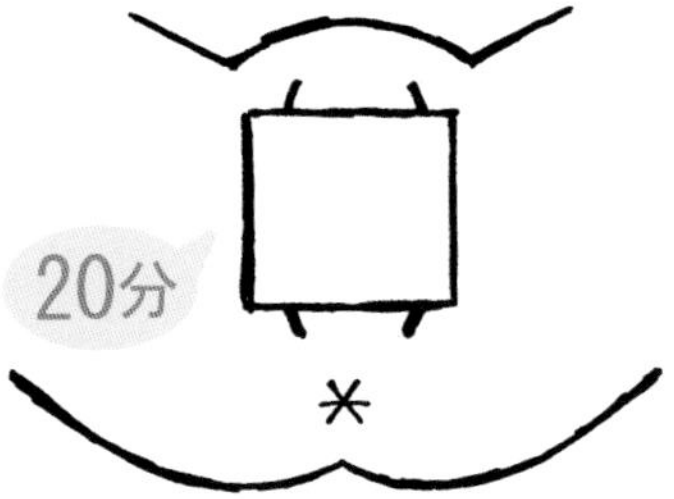

膣の周りにペタっと貼ってキープ。20分程度たったら、はがす。

フェムケアに関する疑問にちつ姉がお答えします！

Fem Care Q&A

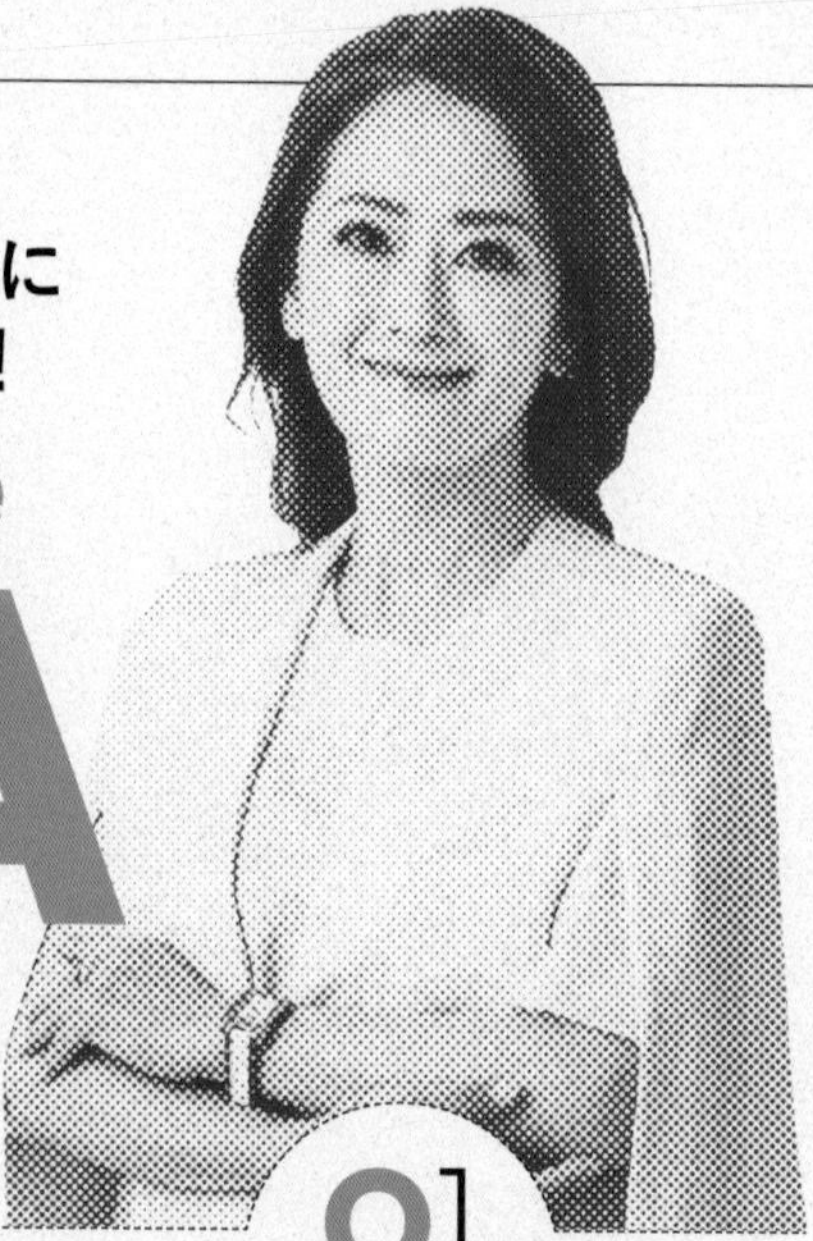

Q1

毛をセルフ処理したいのですが、ボディ用のシェーバーでもいいですか？

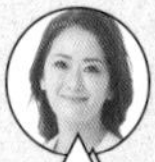

Answer from
Chitsu-ne

ボディ用シェーバーを使うのはNG!
必ずVIO専用の機器を使ってください

毛はニオイやムレの原因にもなりますし、洗うときやオイルを塗るときにも邪魔になりがちなので、気になる人は処理することがおすすめです。ただし、ボディ用のシェーバーなどで処理をするのはNG。デリケートゾーンは繊細なうえに構造も複雑なので、ボディ用のシェーバーでは刃が直接皮膚に当たり、傷つけかねません。セルフで行う場合は必ずVIO専用の機器を使いましょう。

Q2

生理中もケアしたほうがいいのでしょうか？

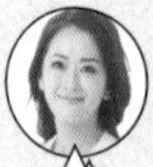

Answer from
Chitsu-ne

経血の汚れはニオイの原因になります。
いつも以上にていねいに洗い、清潔にしましょう

経血やナプキンのムレなどによる汚れはニオイの原因にもなるので、生理のときも、ていねいに洗いましょう。ただ、経血汚れが気になるからといってゴシゴシ洗ったり、膣の中まで洗うのはNGです。やさしく洗えば経血汚れは落ちるので、力を入れすぎないようにしましょう。そして、膣には自浄作用があるので生理のときも膣の中まで洗う必要はありません。

Q3

デリケートゾーンは見えづらいので、小陰唇など各パーツの場所がよくわかりません

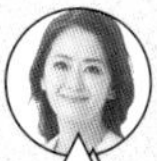

Answer from
Chitsu-ne

鏡を使って、確認しながら洗いましょう

女性の外性器は複雑な形をしているうえに、見えにくい場所にあります。各パーツの場所や洗う場所がよくわからない人は、鏡を使って確認しながら洗いましょう。よく目視することで、汚れや乾燥、黒ずみなどにも気づくことができます。

Q4

ネイルをしていて爪が長いので、デリケートゾーンを洗うとき、傷つけないか心配です

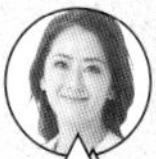

Answer from
Chitsu-ne

爪が皮膚に当たらないように注意。指の腹で洗いましょう

デリケートゾーンはまぶたよりも薄い皮膚でできているので傷つけないように爪が長い人は特に、注意をしてください。洗うときは、指の腹を使い、爪の先が皮膚に当たらないようにしましょう。

Q5

ていねいに洗っても、ニオイやかゆみがなかなかよくなりません

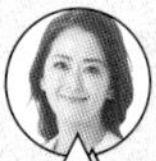

Answer from
Chitsu-ne

感染症の可能性もあるので、医師に相談しましょう

キレイに洗って恥垢を落とせば、ニオイやかゆみなどは改善されていきます。きちんと洗っているのに、改善されなかったり悪化したりする場合は、膣カンジダ症をはじめとした感染症の可能性もあるので、早めに婦人科の医師に相談をしてください。

Q6

お風呂上がりに全身に使っているボディクリームやオイルを、デリケートゾーンにも塗布していいでしょうか

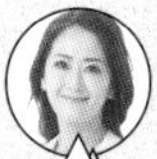

Answer from
Chitsu-ne

オイルやクリームも、デリケートゾーン専用のものを使ってください

P88でお伝えしたように、ボディとデリケートゾーンでは経皮吸収率に大きな差があります。デリケートゾーンは経皮吸収率がボディよりもかなり高いので、クリームやオイルもソープと同様、「デリケートゾーン専用」のものを使ってください。

AYA式フェムトレ&ちつ姉最強フェムケア

3週間チャレンジ

START!

ここまでに紹介してきたAYA式フェムトレ呼吸編および応用編、ちつ姉最強フェムケア、いかがでしたか? 実際にやってみたらどうなるの? 感想も気になるところですよね。今回、「AYA×ちつ姉 最高のフェムトレ」をひと足早くに体験してくれたみなさんに感想をうかがいました。まずは、体験直後の率直な感想を教えてもらいましたので、ぜひみなさんも参考にして、チャレンジしてみてくださいね!

1 うるわしさん 50代

最初は難しいと思った胸式呼吸も、慣れたら簡単にできそう! お腹周りのタプタプをスッキリさせたいです!

AYA式フェムトレをやってみたら…

これまでにいろんな骨盤底筋トレーニングをしてきて、続けるのが難しく感じていましたが、AYA式は肋骨を意識した呼吸が骨盤底筋と連動していて、面白いと思いました。
はじめは胸式呼吸が難しかったけれど、慣れたら簡単にできそうです

ちつ姉最強フェムケアをやってみたら…

これまでも専用ソープは使っていましたが、ここまでていねいに洗う意識はしてなかったです。
マッサージはポカポカして気持ちも休まりました!
パックはコットンの上からさらにラップをすると下着が汚れるのを気にせずできました。

3週間チャレンジへの意気込み

更年期で太りやすくなって、お腹周りがタプタプ…以前は少しの運動で戻せたのに、最近はそうはいかなくなってしまい、何とかしたいと思ってました。慣れれば思ったより簡単そうだし、美肌・尿もれ・お腹やせとみんな叶うならうれしいですよね、やってみよう!

2 ちろちゃん 40代

デリケートゾーンをこんなにやさしくていねいに洗わないといけないなんて知らなかった! 3週間後の変化が楽しみです

AYA式フェムトレをやってみたら…

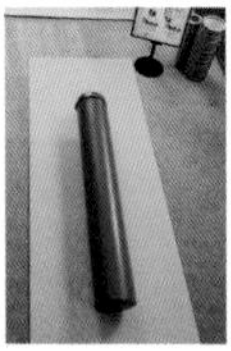

呼吸法は以前ピラティスをしていたので、胸式呼吸の感覚はすぐにつかめました。ストレッチポールを使うので胸も開きやすくなり、気持ちよかったです!

ちつ姉最強フェムケアをやってみたら…

デリケートゾーン専用ソープを使っていたけれど、洗い方がよくわからず…今回洗い方を知り、やさしくていねいに洗わないといけないんだと思いました。デリケートゾーンのパックをやるのも初めて知ったのでびっくりしました。

3週間チャレンジへの意気込み

3週間しっかり膣トレ膣ケアをして、お腹や肌など、どんな変化があるかとても楽しみです!

3 imoanさん 30代

**最初は
慣れない動きに戸惑いましたが、
続けていくうちに心身ともに
リラックスできて気持ちいい!**

AYA式フェムトレをやってみたら…

お腹をへこませたまま動かさずに呼吸をするのが難しかったけど、コツをつかむと肋骨の動きがスムーズになっていくのが感じられました。ストレッチポールがなかったので最初はバスタオルで胸の開く感覚を覚えてそのあとは何もない状態でもできるようになってきました。

応用編もやってみました。グルートブリッジは、お尻のトレーニングでいうヒップリフトと同じ動きかなと思うのですが、お尻をアップするときの締める意識は今までもできていたけど、お尻を下ろすときには締める意識をしていなかったので、そこの意識を変えるだけでお尻が引き締まっている実感を得られました。

ちつ姉最強フェムケアをやってみたら…

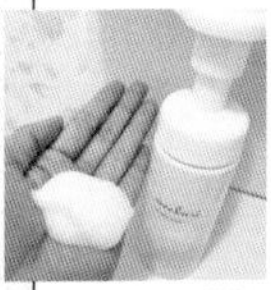

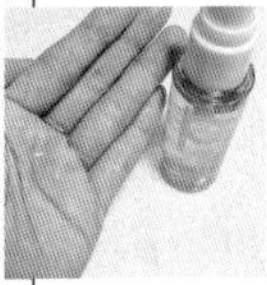

昨年くらいからフェムテックというものに触れる機会がありデリケートゾーンの専用ソープやオイルは使っていましたが、使い方はよくわかっていませんでした。洗うときもなんとなく泡を全体につけてふんわり洗うくらいの感覚で使用して、オイルをつけるときも全体につけて終わりでした。今回洗い方やマッサージの仕方を知ることができてよかったです! 慣れるまで少し戸惑いましたが、覚えてしまえば時間もかからないので続けていきたいです。
またデリケートゾーンの部位の名称など自分の体のことなのに知らなかったところも多く、意識しながらいたわるようにマッサージをするようなりました。

3週間チャレンジへの意気込み

チャレンジにあたり体重計にのったら過去MAX体重にびっくりしてます。膣トレで体を引き締めたい!! デリケートゾーンのケアやマッサージを続けていると心身ともにリラックスできる気がするので1日の終わりに自分をいたわる習慣にしていきたいです。

4 みるくさん 40代

**膣トレって尿もれ予防だけかと
思っていたので
お腹やせは驚きです、楽しみなが
らチャレンジしたいです!**

AYA式フェムトレをやってみたら…

ジムに通っていて腹式呼吸からのドローインをしているのですが、それに似ており、そこまで難しくなく感覚がつかめました! お腹に効く気がします!

ちつ姉最強フェムケアをやってみたら…

デリケートゾーンの洗い方は初めて知ったのでていねいに洗うようにしてみます。今年に入って初めてデリケートゾーン専用のソープを使っています。ちょうど自分の意識が変わっている時期だったので、スムーズにやってみたいと思いました。

3週間チャレンジへの意気込み

膣トレで、お腹周りを鍛えてお腹やせしたいです! 美肌になるのは驚きです。膣トレって尿もれ予防だけかと思っていたので、いろいろ楽しみに頑張りたいです。

5 A子さん 50代

**デリケートゾーンの洗い方、
すごく難しい!
膣トレも初体験なので、
3週間後の変化に期待です!**

AYA式フェムトレをやってみたら…

膣トレはまったくやったことはありませんでした。ふだんトレーニングをしているなかで、骨盤底筋を意識するように言われることはあったのですが、あまりなじみがなかったので、少しずつトライしていきます。

ちつ姉最強フェムケアをやってみたら…

デリケートゾーンケアの商品は、いろいろ使っていますが、ここまで細かくパーツに分けて洗ったことはありませんでした。とても難しく、全然うまく洗えません!!

3週間チャレンジへの意気込み

膣トレで、やせたり美肌になったりすればいいなぁと期待することは多いです。ふだんからヨガやトレーニングで体はしっかり動かしているので、いつものトレーニングでは感じない何かを得られたらうれしいな、と思っています。

3週間チャレンジの結果は…

こちらをチェック!

ヘルスケア情報WEBメディア
FYTTEにて発表!

今回体験してくれたみなさんの3週間後の成果は「FYTTE」のサイトで発表します。お腹やせにチャレンジする人や、体調やお肌の変化を目指す人など、それぞれのフェムトレの成果をレポートしていますので、要チェック!

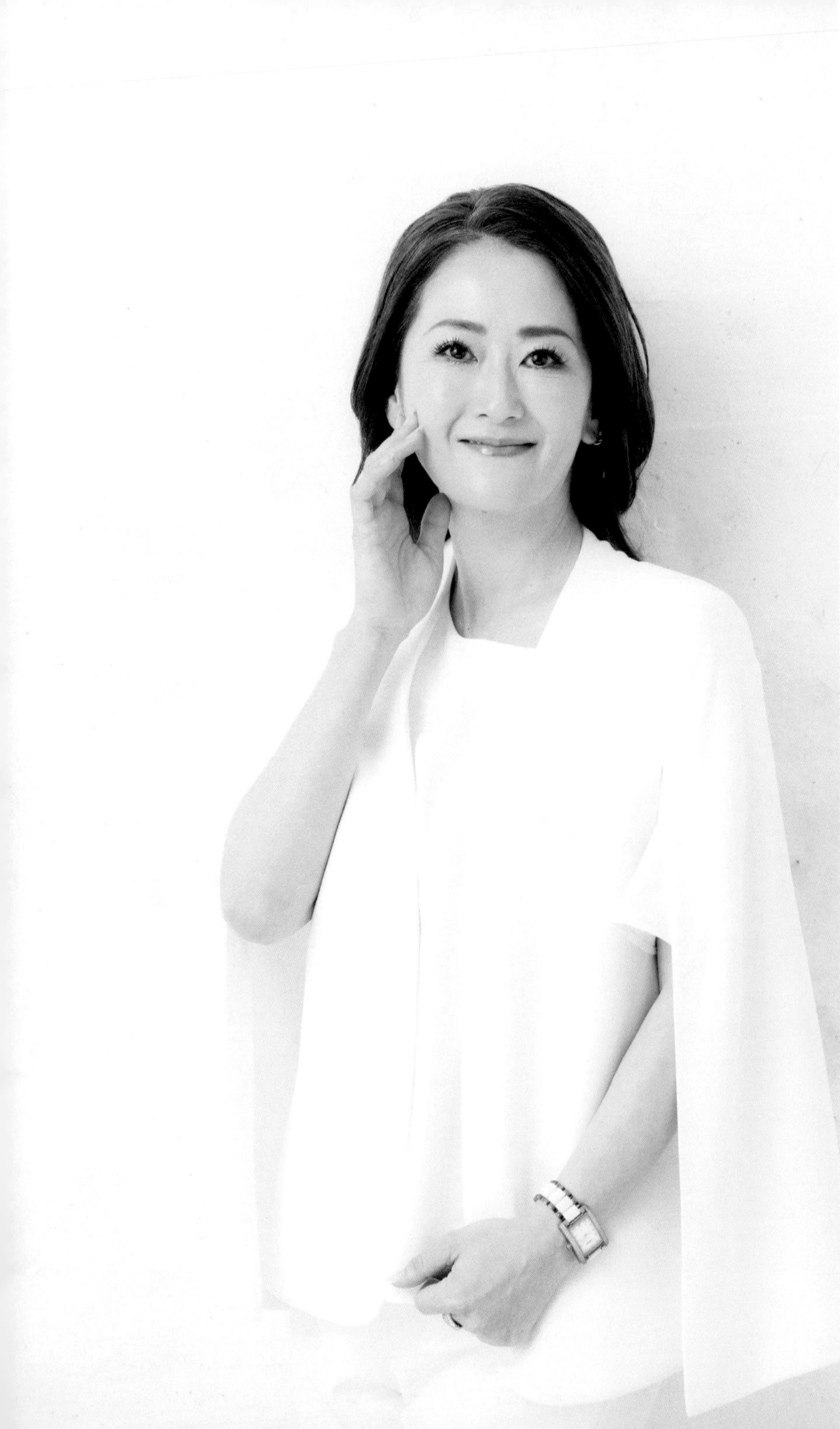

Fem Care for Women's Health and Beauty by Chitsu-ne

CHAPTER 5

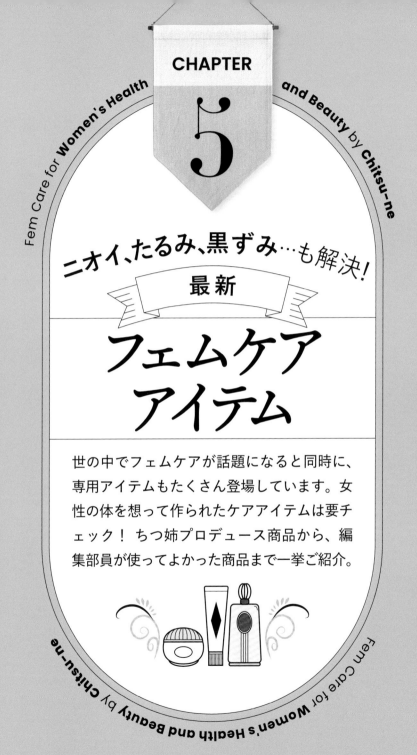

ニオイ、たるみ、黒ずみ…も解決!

最新

フェムケアアイテム

世の中でフェムケアが話題になると同時に、専用アイテムもたくさん登場しています。女性の体を想って作られたケアアイテムは要チェック！ ちつ姉プロデュース商品から、編集部員が使ってよかった商品まで一挙ご紹介。

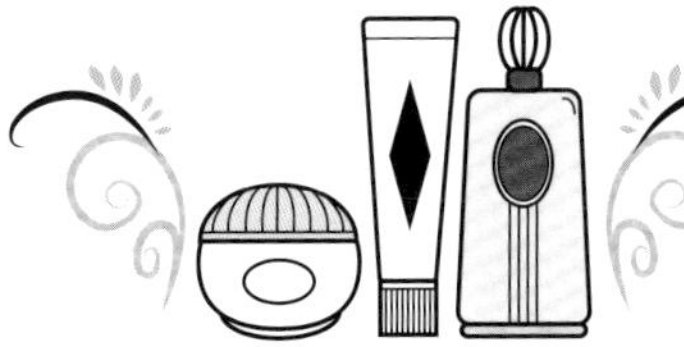

Fem Care for Women's Health and Beauty by Chitsu-ne

汚れや乾燥から膣を守る

専用ソープ&保湿アイテム

フェムケアの基本は、デリケートゾーンを正しく洗うこと！ そのためには膣や膣周りのPH値を乱さないデリケートゾーン専用の「弱酸性」のソープを選ぶことが鉄則です。オイルを使った保湿ケアもぜひとり入れて！

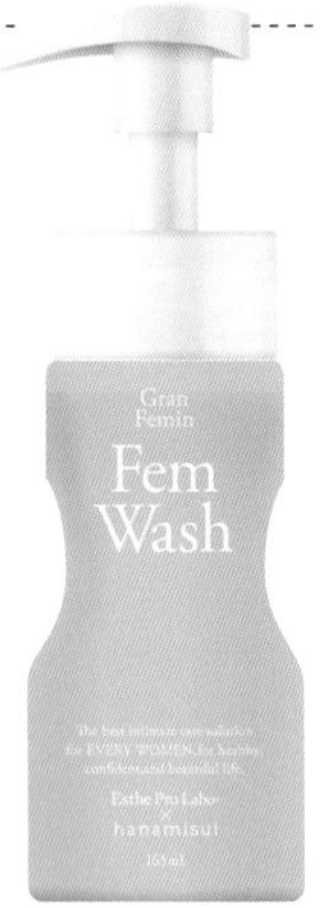

フェムウォッシュ
165mL ¥4,400 ／エステプロ・ラボ

高い整肌効果をもつツボクサエキスや、抗菌作用にすぐれたティーツリー葉水を含んだきめ細かい泡でやさしく洗浄。弱酸性の肌を正常に保つ乳酸桿菌も配合し菌バランスにも着目。

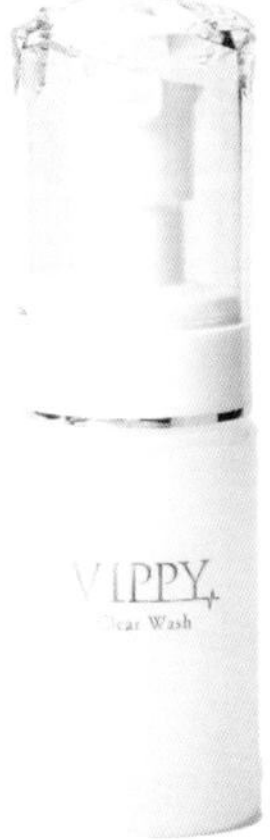

Vippy Clear Wash
100mL ¥5,940 ／ WinQ

オーガニックベースで、肌にやさしい弱酸性の泡ソープ。13種類の植物成分配合で美白、抗菌、抗酸化など高い美容効果も期待できる。使うたびに癒されるラベンダーの香りも特徴。

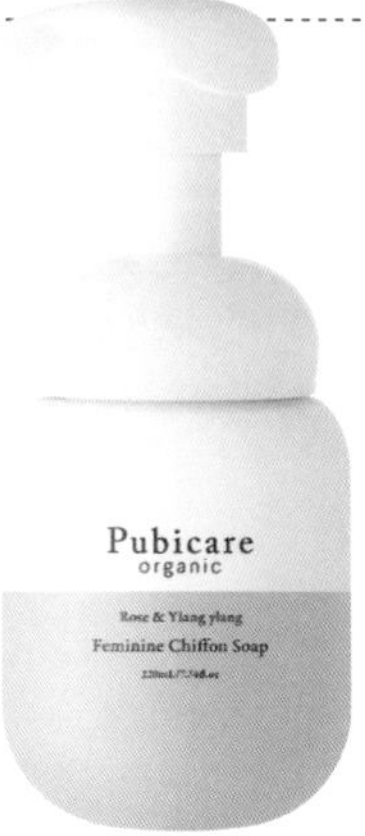

ピュビケア フェミニンソープ
220mL ¥2,530/たかくら新産業

シフォンのようなふわふわ濃密泡と、ココナッツ由来の低刺激洗浄成分でやさしく洗い上げます。天然の消臭成分「ノニ」の配合により気になるニオイの原因をすっきりオフ。

ちつ姉オススメ

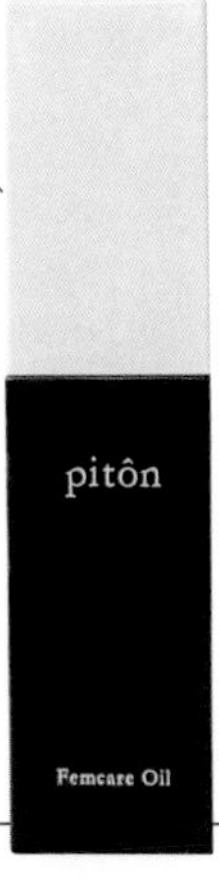

piton Femcare Oil
30ml ¥9,900／ piton

乾燥を防ぎハリをプラス。自浄作用を低下させる菌だけを抗菌する機能性ペプチド「キュアペプチン」を配合。

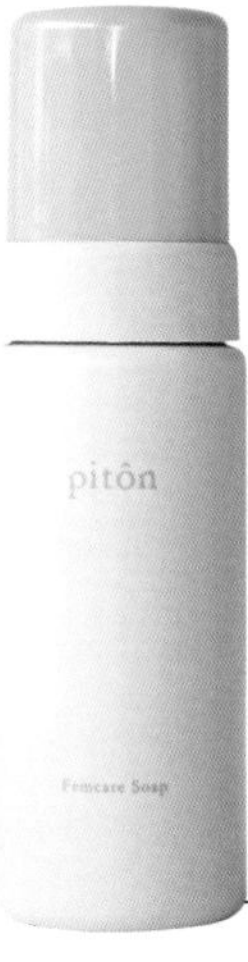

piton Femcare Soap
150ml ¥3,850／ piton

高い保湿力をもつハワイ産のタマヌオイルが主成分。密度の高い泡で、肌に負担をかけず洗浄。

ちつ姉オススメ

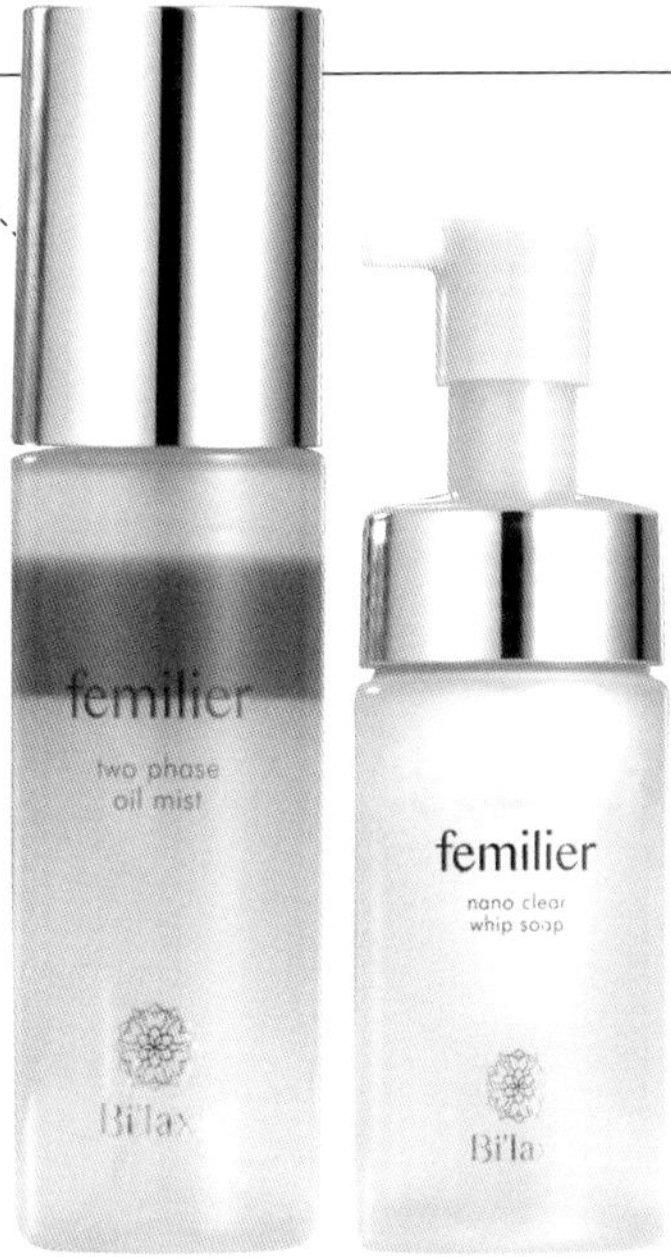

femilier
右：ナノクリアホイップソープ 100mL
左：ツーフェーズオイルミスト 50mL
各 ¥5,940/femilier

(右)天然由来成分の大豆のチカラで汚れを落とし、茶カテキンのチカラでスッキリ消臭する自然派デリケートゾーンケア。(左)12種の美容成分を配合したオイルミスト。保湿、ニオイ、くすみもまとめてケア。

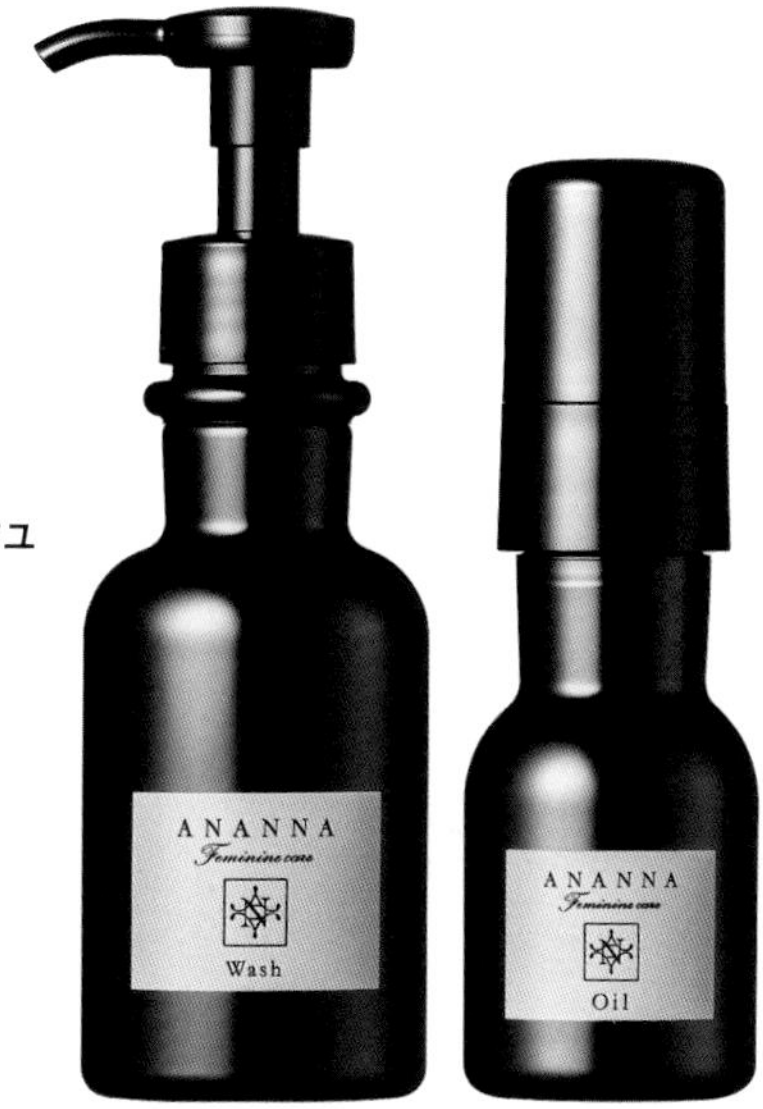

右：アナンナ フェミニンケア オイル
30ml ¥3,850
左：アナンナ フェミニンケア ウォッシュ
120ml ¥2,750／カエタステクノロジー

(右)7種類のオイルを配合。高保湿ながらも、サラッとした使い心地。(左)摩擦レスを追求したジェルタイプの洗浄料。うるおいを守りながら、しっとり洗い上げます。

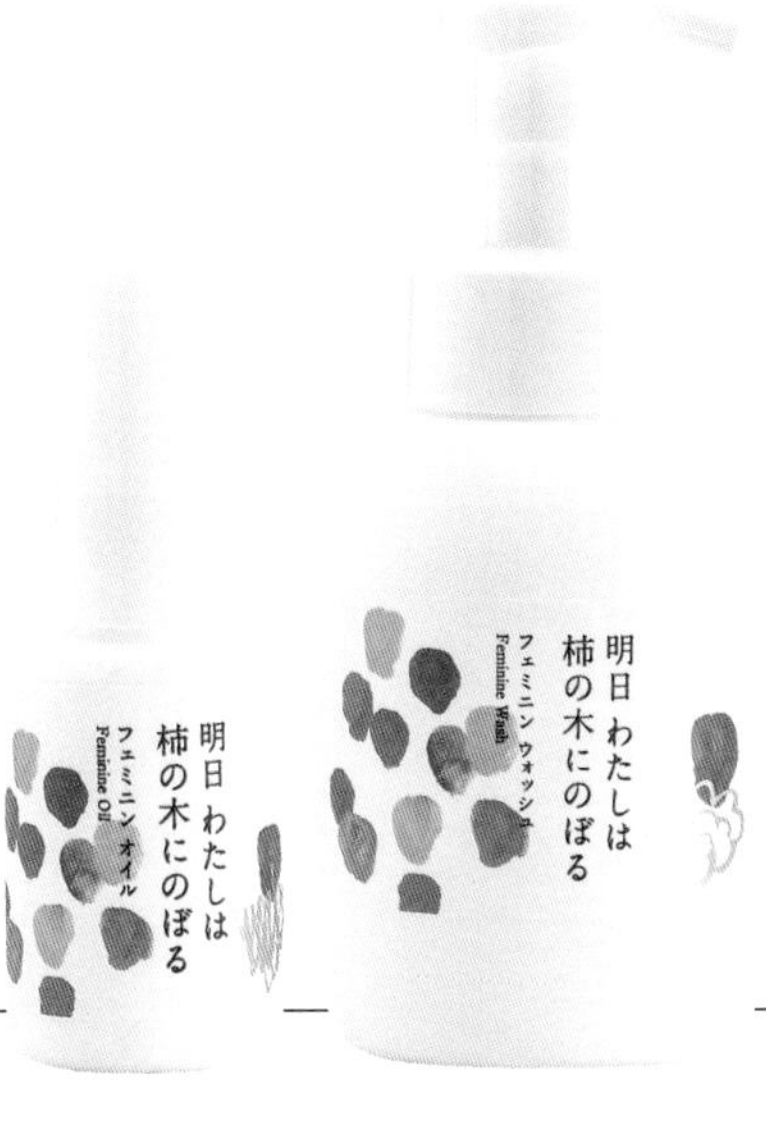

右：フェミニン ウォッシュ
350mL ¥4,950
左：フェミニン オイル
30mL ¥4,400／明日　わたしは柿の木にのぼる

古くから伝わる、柿渋の抗菌・消臭作用に着目。(右)なめらかな泡が細部に溜まった汚れも包み込んで除去。(左)肌なじみのよいテクスチャーが特徴。洗浄後の肌の乾燥を防ぎ柔軟性を保ちます。

高機能な**ホームケアアイテム**で

黒ずみ、たるみ、ニオイ対策

デリケートゾーン専用の美容機器や高機能美容液など、話題のグッズやフェムケアコスメをピックアップ。くすみ、たるみ、黒ずみ、ニオイ、かゆみ…といったデリケートゾーンのお悩みの改善に効果てきめん。

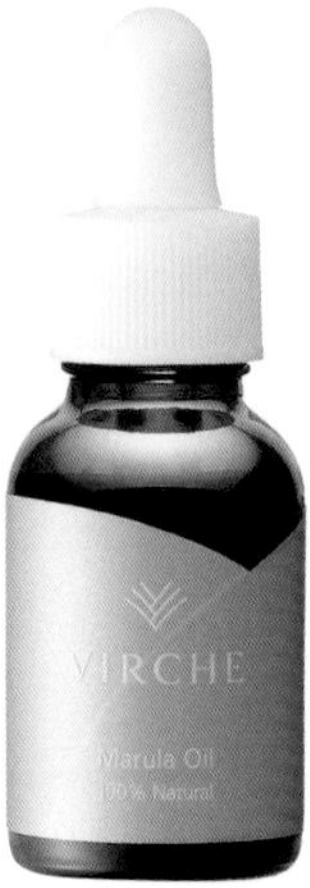

マルラオイル

18mL ¥4,048／ヴァーチェ

アフリカ南部で生育し、現地では"神の木"とも呼ばれている大木「マルラ」の実から抽出したオイル美容液。ビタミンE、オメガ3や6をはじめとした天然美容成分が、デリケートゾーンのエイジングに働きかけます。

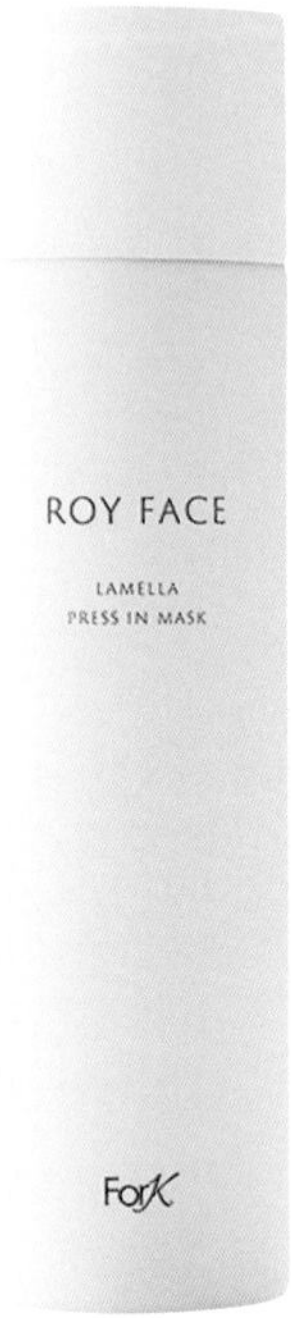

ROY FACE
プレスインマスク

100mL ¥11,000／ ROY FACE

顔からデリケートゾーンまで全身に使える超濃密泡マスク。肌に吸いつくようになじみ、洗い流しやふき取りも不要。ハリや弾力のアップに加え、ブライトニング効果でくすみもオフ！

AYA
オススメ

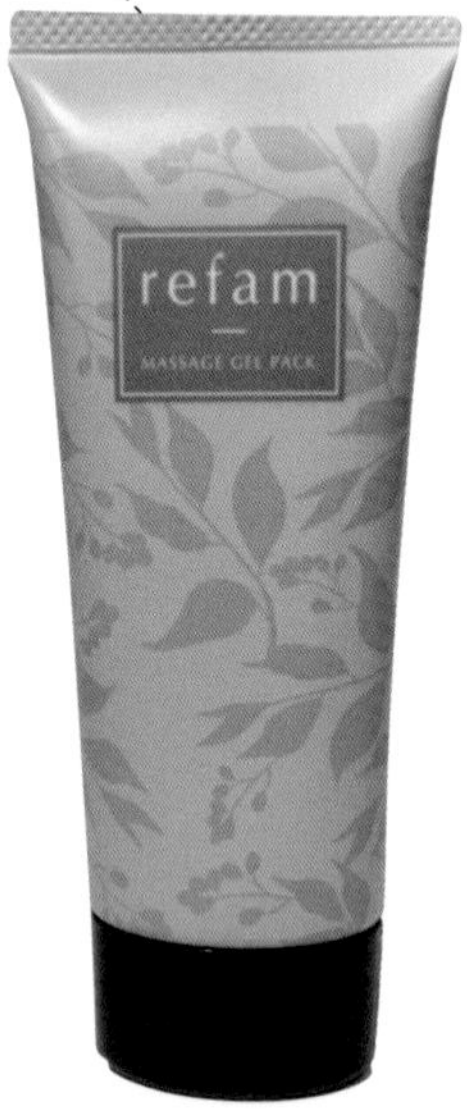

refam
マッサージゲルパック

80mL ¥3,828／ RiLish

1本で洗浄、保湿、ニオイケアもできるゲル。デリケートゾーンに塗布し、くるくるとやさしくマッサージ。3分程度パックしたあと洗い流せばOK。温感処方で血流の促進もサポート。

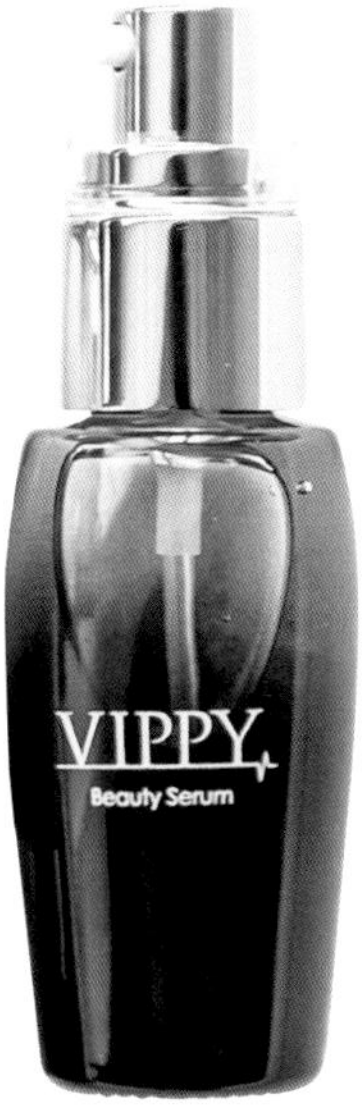

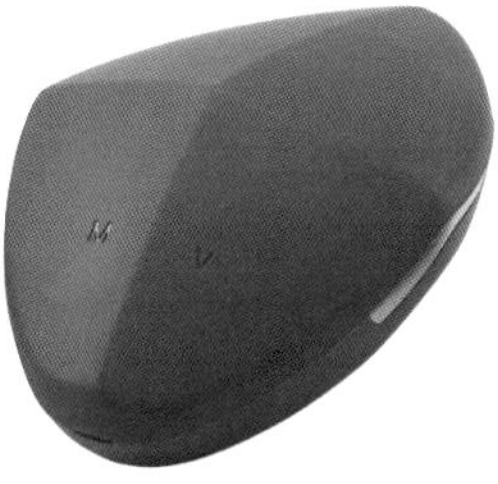

Vippy

（本体＋総合美容液 30mL）
¥95,700／WinQ

EMS、中高周波、インサートパルスを同時出力する「Vippy」と、専用美容液のセット。3つの機能が、肌の引き締め、血行促進、骨盤底筋のケア、美容液の浸透もサポートします。

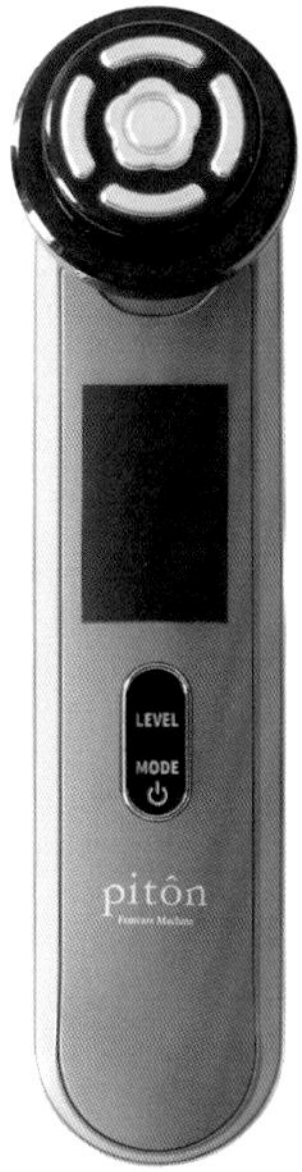

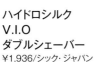

piton home

¥93,500／piton

デリケートゾーン専用の美容機器。イオンクレンジング、イオン導入、EMSをはじめとした多彩の機能を搭載し、1台でクレンジング、保湿、ハリ改善・引き締めにもアプローチ。

ハイドロシルク V.I.O ダブルシェーバー

¥1,936/シック・ジャパン

V.I.O ケアは、ニオイやかゆみ対策に効果的。自宅で簡単に使えて、毛量調整もできる電動シェーバー。刃が肌に直接触れない設計なので、初心者でも安心してケアできます。

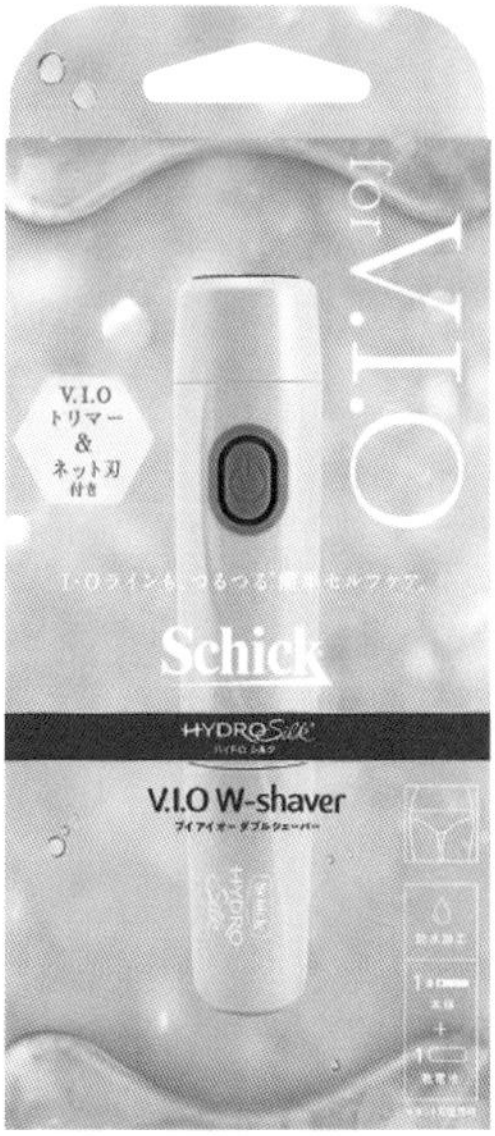

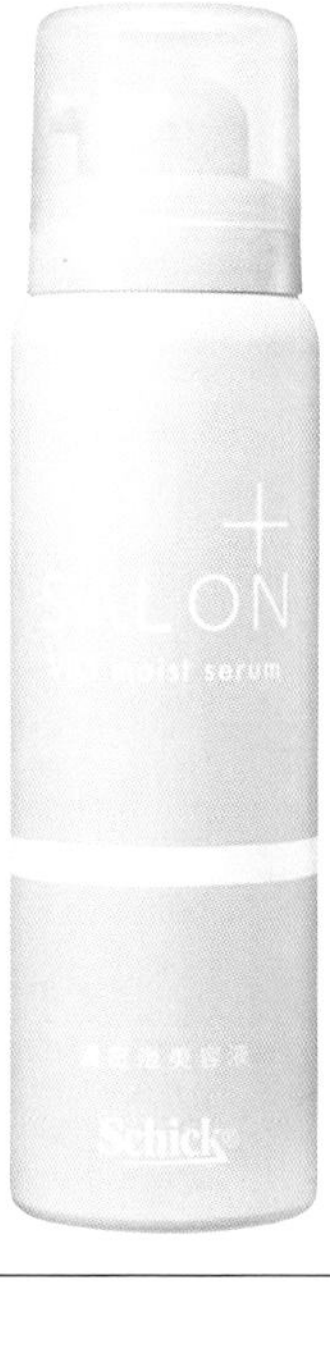

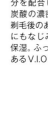

サロンプラス V.I.O 濃密泡セラム

70mL ¥2,159
／シック・ジャパン

2種類の整肌・保湿成分を配合した美容液。炭酸の濃密泡は脱毛・剃毛後のあれやすい肌にもなじみ、うるおい保湿。ふっくら弾力のあるV.I.Oに整えます。

ムレ、かゆみ、おりもの、イライラ…

生理の不快感を軽減

生理前から生理中、生理後のだるさ、イライラ、おりもの、経血漏れなどの不快感。多くの女性が抱える生理のお悩みに寄り添うフェムケアアイテムをセレクト。グッズをうまくとり入れれば、体も心もラク＆快適に！

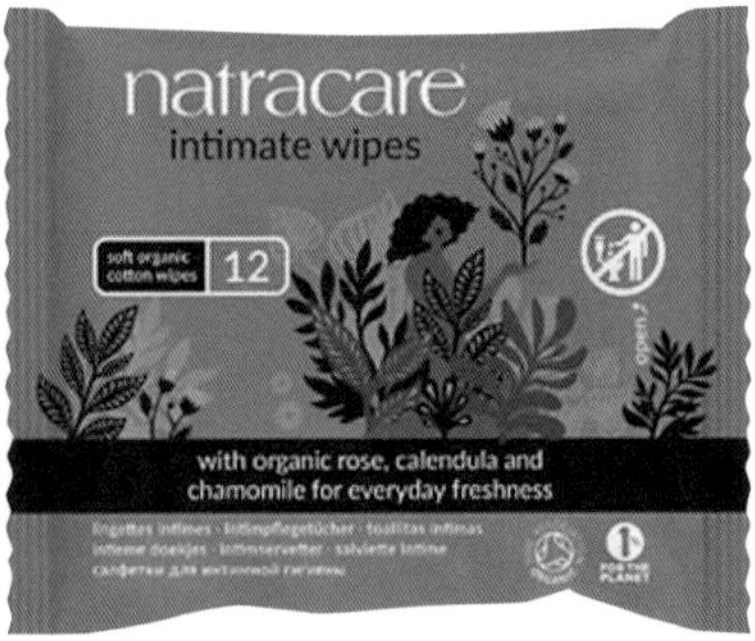

ナトラケア オーガニックフェミニンウェットシート ¥693／おもちゃ箱

デリケートゾーンのpH値に合わせたやさしい処方。外出中に生理中のムレやニオイが気になったときも、さっとひと拭き。カレンドラなど肌を健やかに保つハーブエキスも配合。

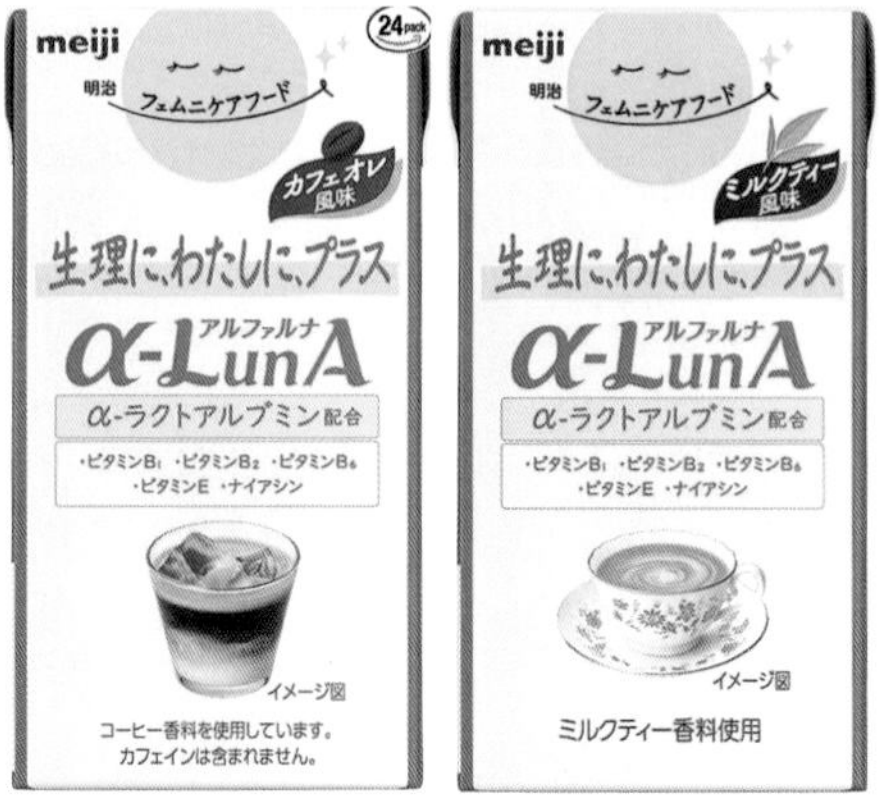

明治 フェムニケアフードα-Lunaドリンク カフェオレ風味・ミルクティー風味
各 125mL ¥151／明治

生乳に含まれるたんぱく質の1つ「α-LA（α-ラクトアルブミン）」と5種のビタミンを配合。生理の時期にも寄りそう、やさしい味わいのドリンク。

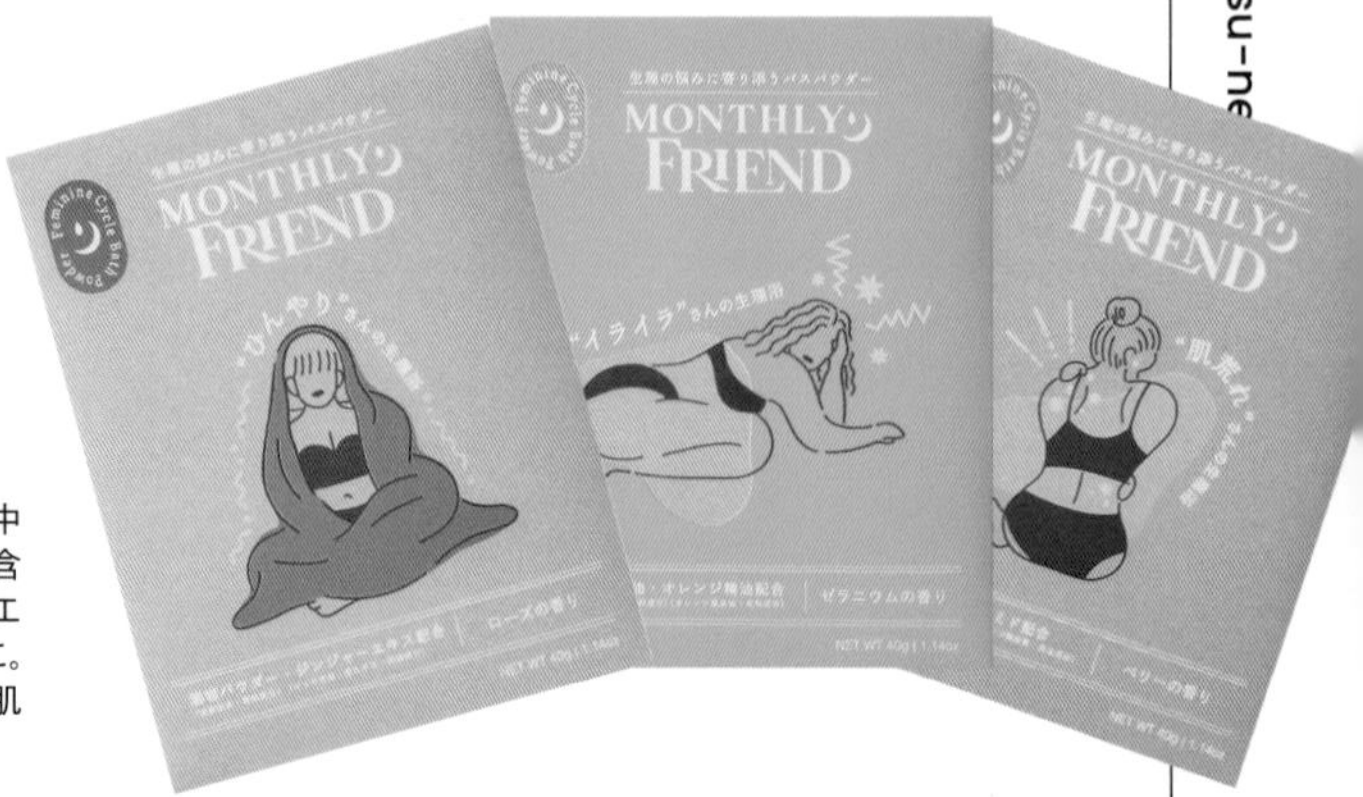

MONTHLY FRIEND
（ローズ／ゼラニウム／ベリー）
各¥300／ドリームズ

冷え、イライラ、肌あれ…。生理中の悩みに合わせた成分と香りを含んだバスパウダー。ショウガ根エキス配合のローズの香りは冷えに。イライラにはリラックス成分。肌あれにはうるおい成分を配合。

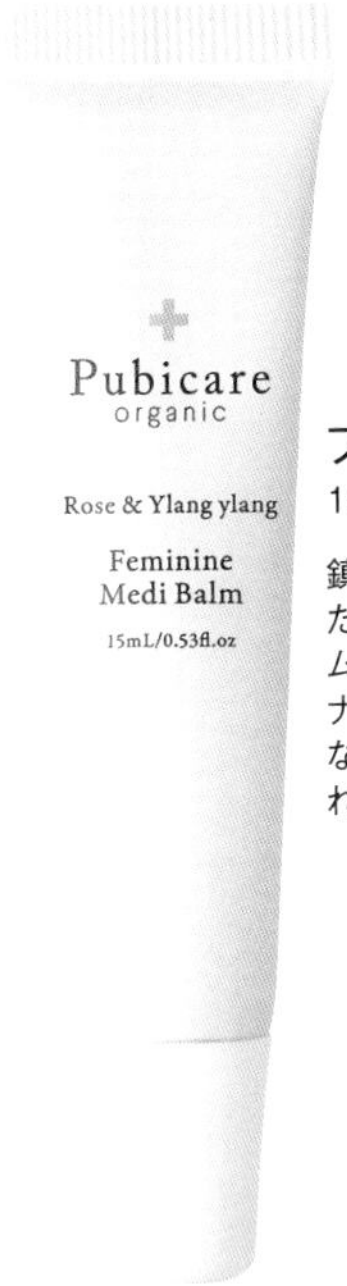

フェミニンメディバーム

15mL ¥2,090／たかくら新産業

鎮静成分シナモンバークを配合したマルチバーム。粘土の高いバームは、塗布後肌にピタッと密着。ナプキンや経血の刺激、おりものなどによって起こるかゆみやかぶれを素早く沈めます。

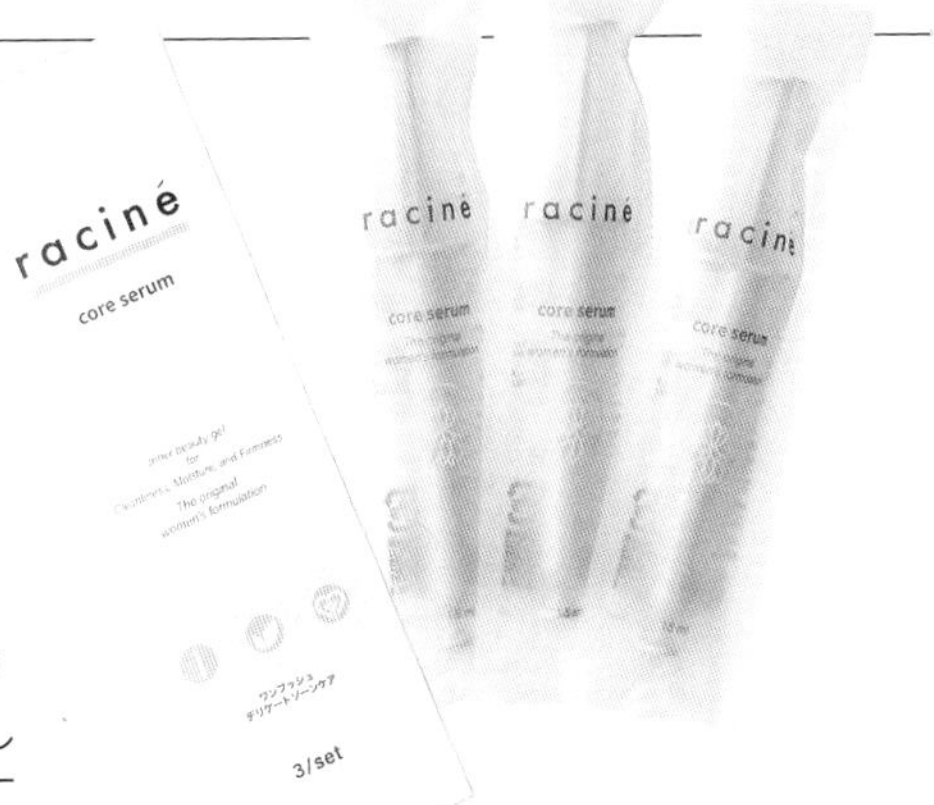

ラシーネ コア セラム

1.5g×3個 ¥6,500／ラシーネ

乾燥、におい、黒ずみ、おりものなどデリケートゾーンのトラブルの悩み、全身の美肌効果を叶える注入型デリケートゾーン美容液。着色料、合成香料など７つの無添加処方で、ラクトバチルス菌培養液、ヒト幹細胞培養液、ヒアルロン酸を配合。

Front

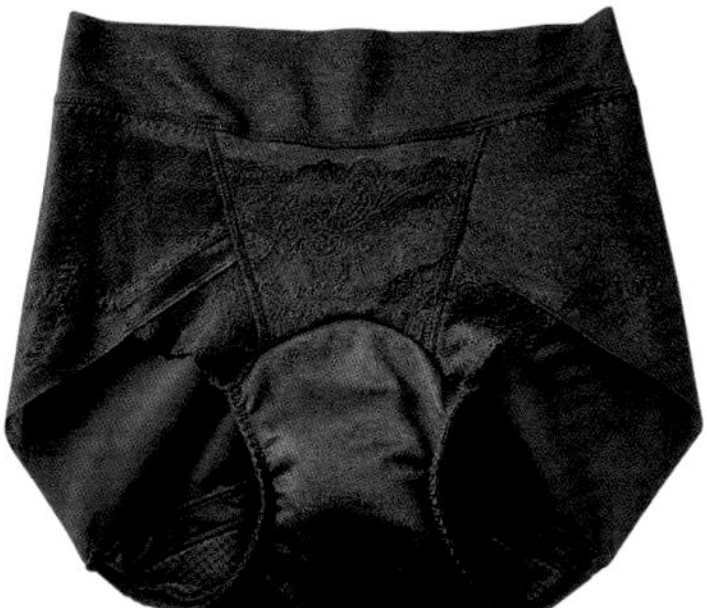

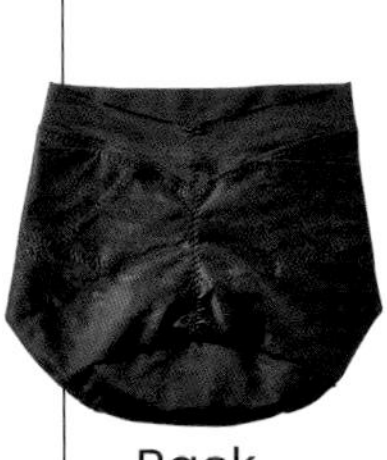

Back

はくだけ膣トレパンツ

サニタリー ¥11,000／ ponoa

骨盤底筋のゆるみとも関わる「骨盤」の位置を整える効果を備えたサニタリーショーツ。吸水性、防水性、防臭性を追求した素材が生理時の経血漏れ、ニオイなどのお悩みを軽減します。

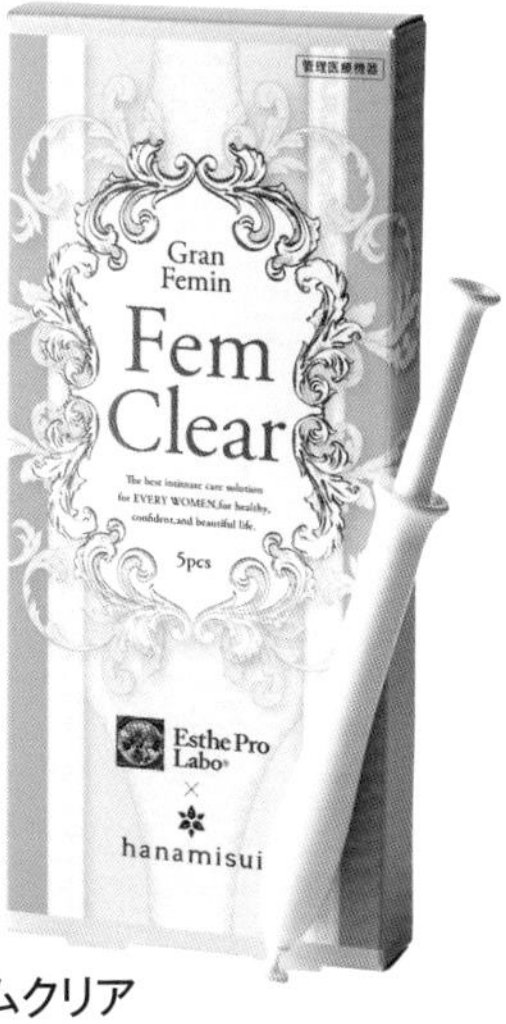

フェムクリア

1.7g× 5本 ¥3,080／エステプロ・ラボ

水による洗浄よりも体への負担を少なく、膣内環境を整えることができる使い捨てタイプの膣洗浄器。においやおりもの、生理の残りかすなどが気になる人に。パラベン・グリセリンフリー、ヒアルロン酸ナトリウムを配合。

管理医療機器「認証番号:第225AFBZX00021A04号」

貼る、はく、座る…

新発想フェムケアグッズにも注目！

どんどん進化し続ける、フェムケアアイテム。貼るだけ、はくだけや座るだけでケアできるものなど新発想のアイテムにも注目。自分に合うアイテムを、お悩み改善や予防に役立てて！

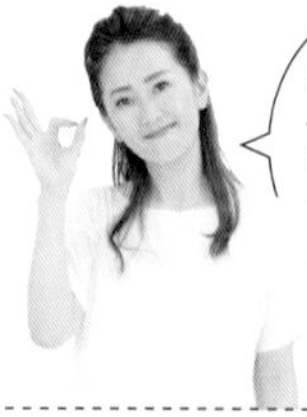

自分の生活スタイルや好みに合うアイテムをとり入れて！

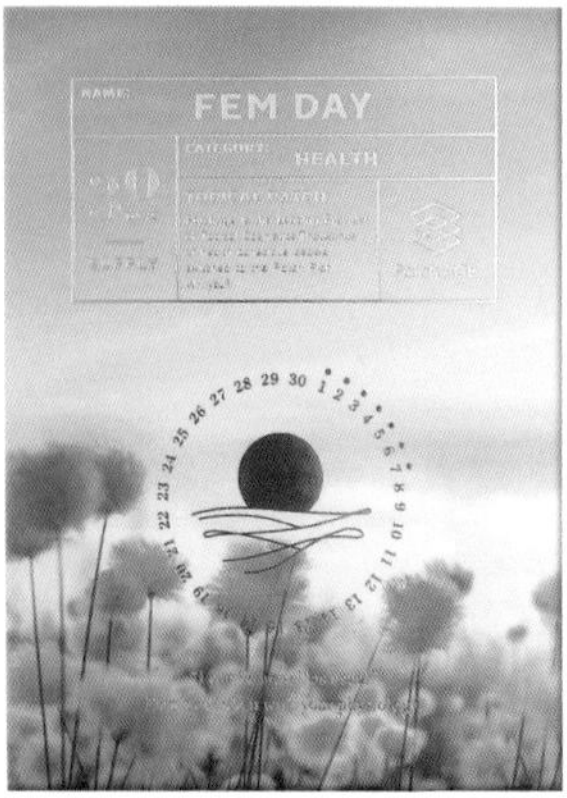

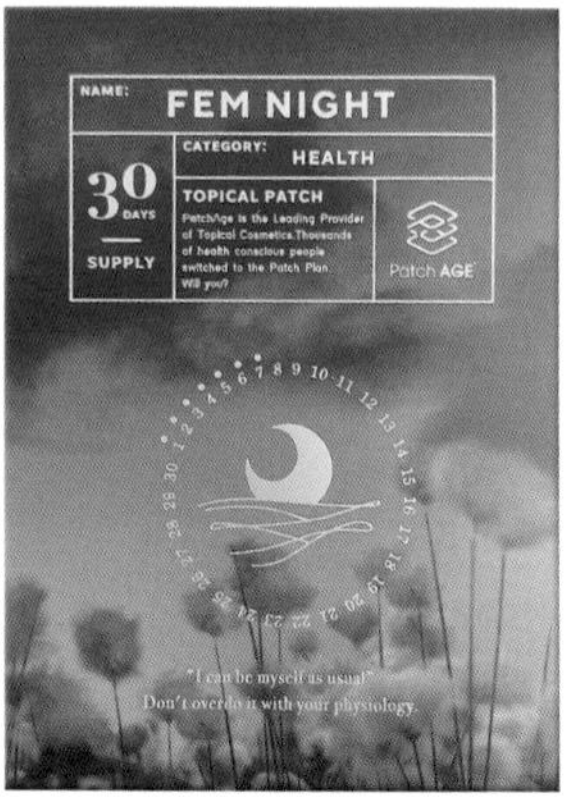

PatchAge（パッチエイジ）FemDay ＋ FemNight セット

各 30日分 ¥11,550／シンピシン

ハーブの力で女性の不調を緩和するパッチ型コスメ。日中はフェムデイを、夜はフェムナイトを肌に貼るだけで有効成分が体内にじっくり浸透します。サプリメントは飲みにくいという人にもおすすめ。

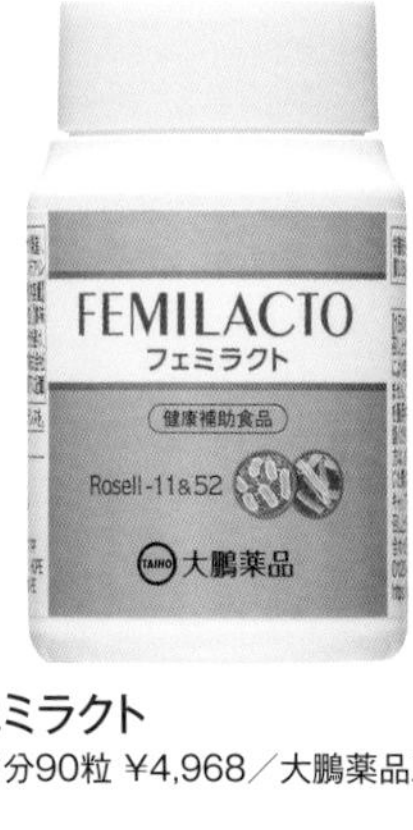

フェミラクト

30日分90粒 ¥4,968／大鵬薬品工業

乳酸菌は体内で良い働きをすることは広く知られていますが、中でも、「ラクトバチルス・ラムノーサス Rosell-11」と「ラクトバチルス・ヘルベティカス Rosell-52」は女性のデリケートなお悩みに寄り添います。安心の製造技術で作られている乳酸菌を手軽に摂取できるサプリメントです。

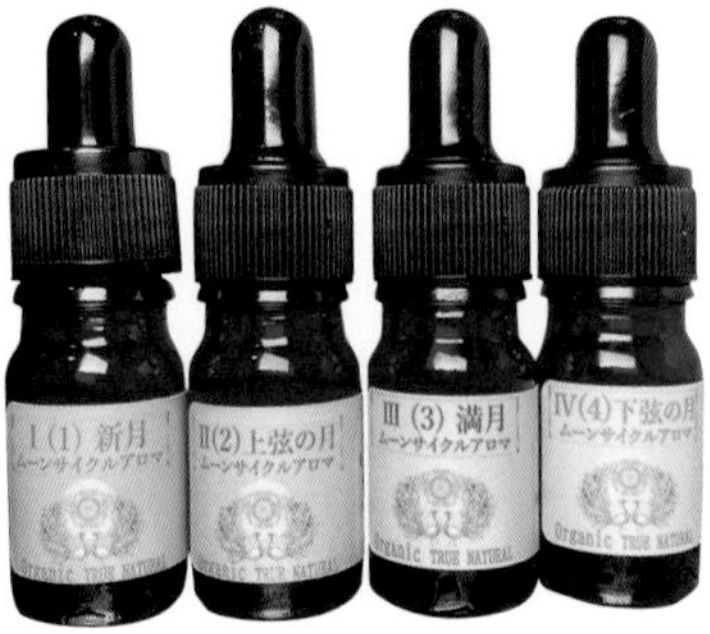

my Goddess（芳香療法アロマ）セット

各 5mL ¥38,000／運命美容

月の4つの周期「新月」「上限の月」「満月」「下弦の月」に合わせてブレンドしたエッセンシャルオイル。月と自然界の植物の力で、女性ホルモンに働きかけます。

Front

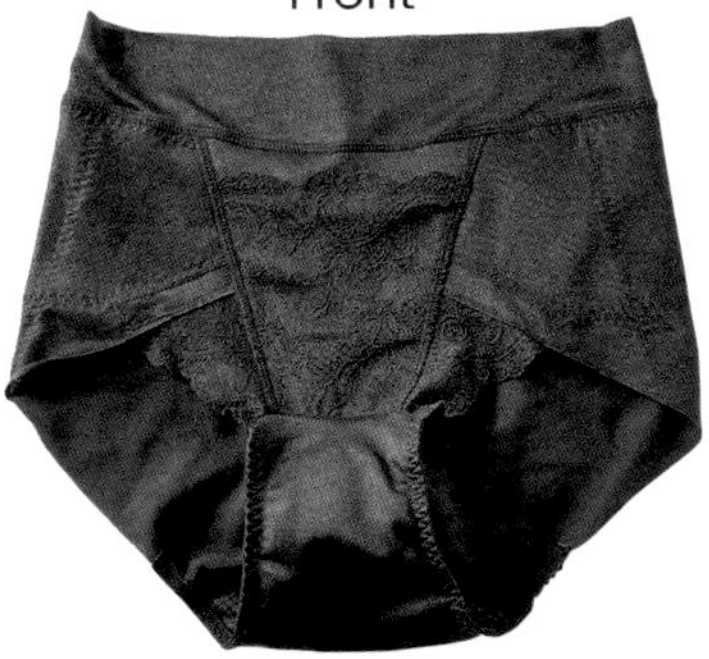

Back

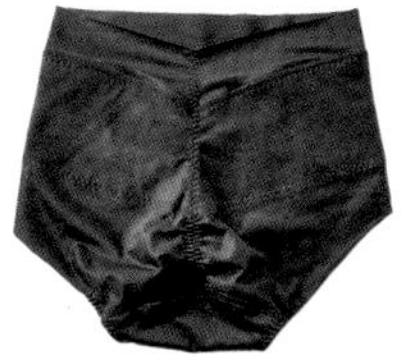

はくだけ膣トレパンツ デイリー

¥9,600／ ponoa

はくだけで股関節の位置を整えて、骨盤を理想の状態にサポート。ヒップアップ、子宮まわりの血流アップ、骨盤底筋の強化など女性にうれしい効果が期待できます。

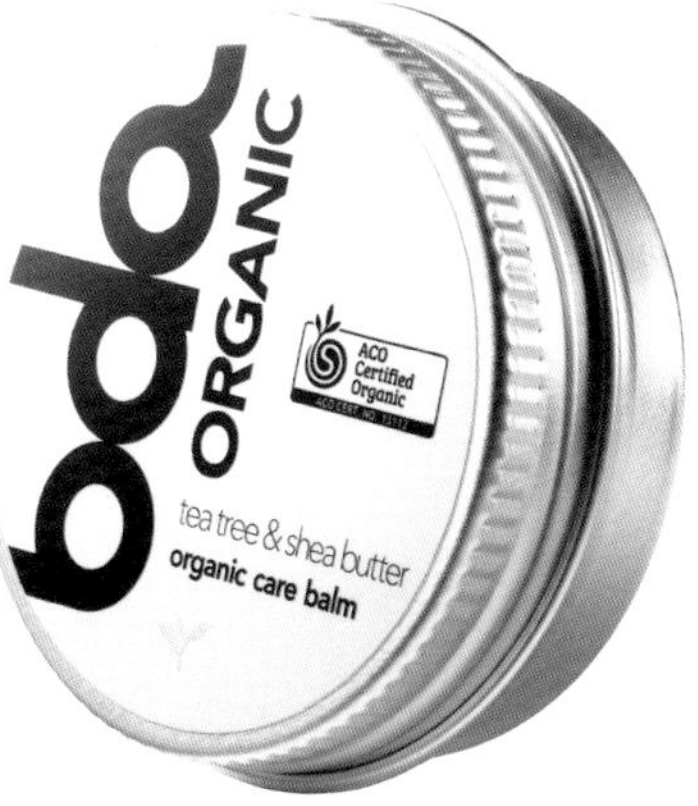

オーガニック ケアバーム ティーツリー&シアバター

15mL ¥2,200
／スパイス・アンリミテッド

セックスの摩擦による、乾燥、あれ、違和感などを集中ケアするバーム。アルガンオイルや、ティーツリー葉油など高い保湿力をもつ、オーガニック成分が膣まわりをやさしくケア。

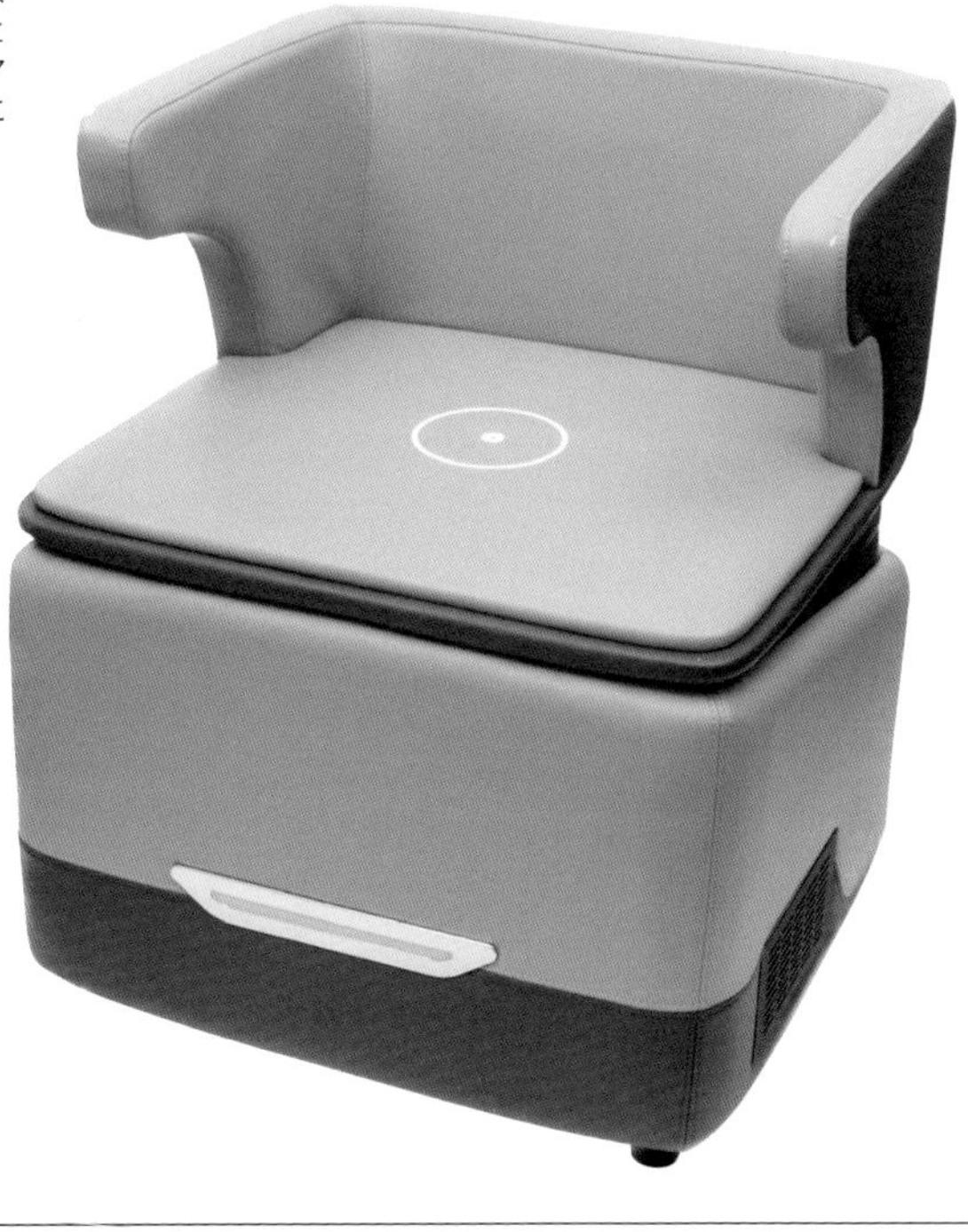

EM PELVI

価格は要問合せ／ EM PELVI

座るだけで骨盤底筋のトレーニングができる機器。約30分間に12000回の筋肉の収縮運動を促し骨盤底筋を効率よく鍛えます。導入している美容サロン、スポーツジム、クリニックなどで体験可能。

ちつ姉プロデュース!

フェムケア専門サロンに潜入

膣プランナーとして培った知見を生かし、フェムケア専門サロン「FEMEW」をオープン。体験者から驚きの声も続々届いています！

Fem Care for **Women's Health and Beauty** | by Chitsu-ne

洗浄から骨盤底筋の強化までトータルケア

FEMEW

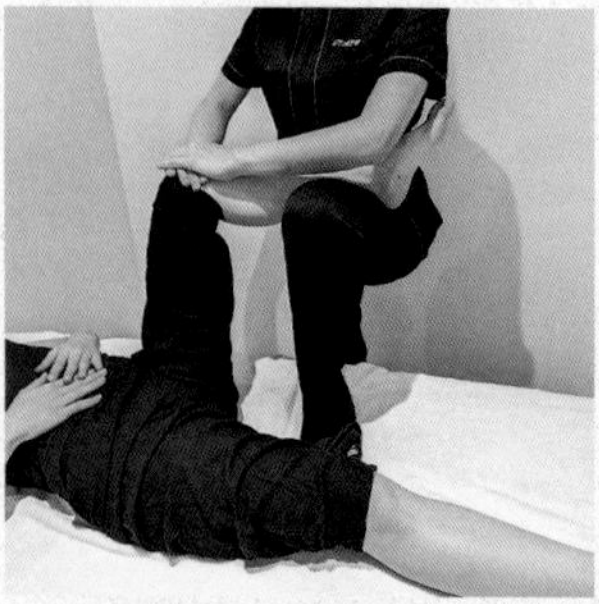

骨盤矯正のメニューも用意。生理痛、PMS、尿もれ、自律神経の乱れに効果的。

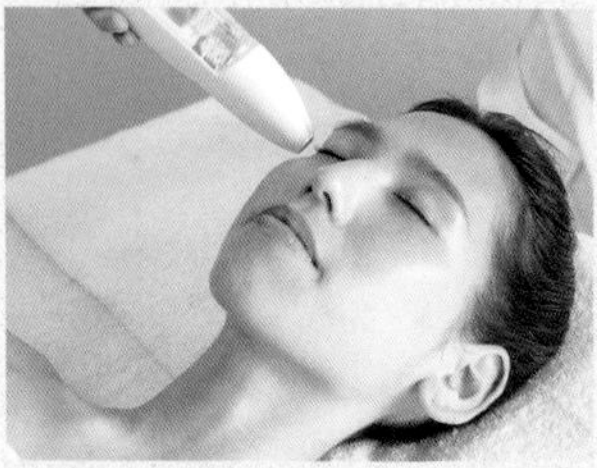

美肌ケアでも最先端美容機器を導入。肌、頭皮の奥へ美容成分を届けます。

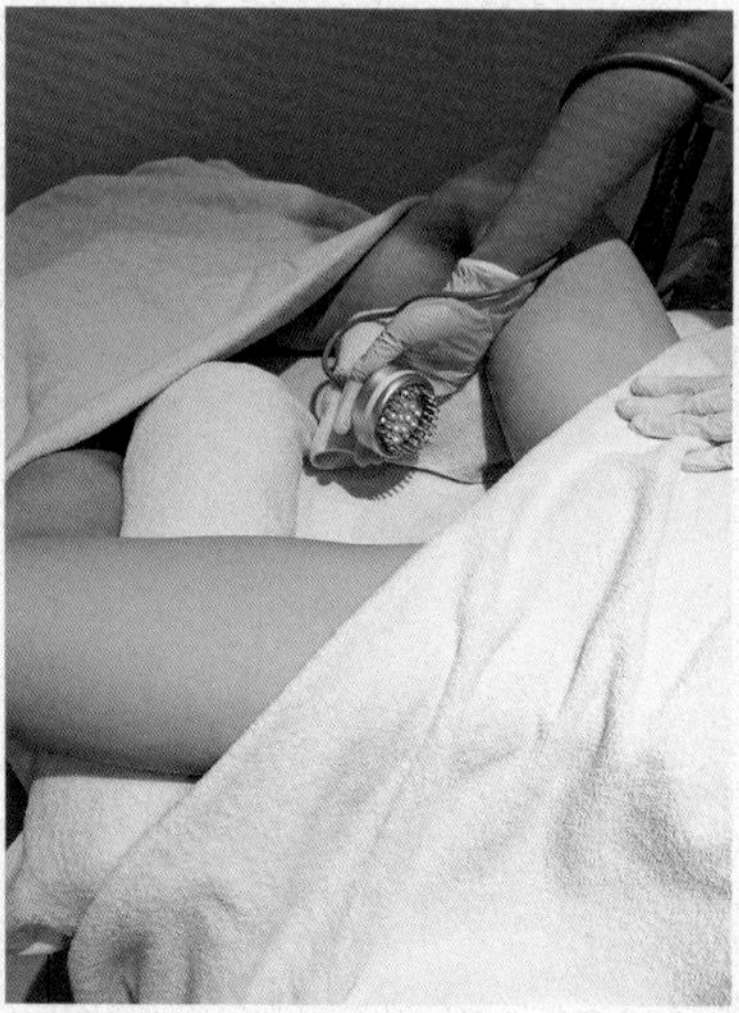

イオンクレンジングで毛穴の奥の汚れを浮かせ、黒ずみや古い皮脂、汚れを除去します。

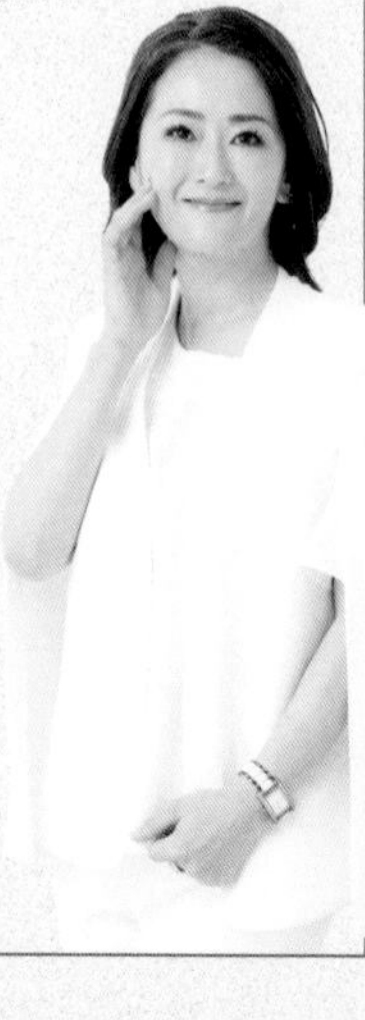

女性がずっと美しく健康であるためには、フェムケアが不可欠。だからこそホームケアだけでなく、専門知識をもったスタッフがいるサロンのケアも必要だと考えていました。そこで、25年間美容業界で培ってきた経験と、膣プランナーとして活動していた経験を生かし、日本初フェムケア専門サロンをつくりました。

最新機器を用いたデリケートゾーンのケアをメインに、VIO脱毛、バストアップ、美肌の４つのコースを用意して、女性特有の悩みをあらゆる角度からケアします。
メインとなるデリケートゾーンのケアでは１台で９役の機器を導入。汚れや角質の除去から、保湿、骨盤底筋の強化にもアプローチ。一度の施術で、デリケートゾーンはふっくら、ツヤのあるピンク色に生まれ変わります！

体験しました

イオンクレンジングで浮かせた汚れを拭き取ったコットンを見て、びっくり！　きちんと洗っているつもりでしたが、汚れていたことに驚愕でした（A．Aさん）
施術後は驚くほど、ふっくら。これまでが、いかにたるんでいたかが、一目でわかりました。これまで以上にフェムケアに関心がわきました（KEIKOさん）

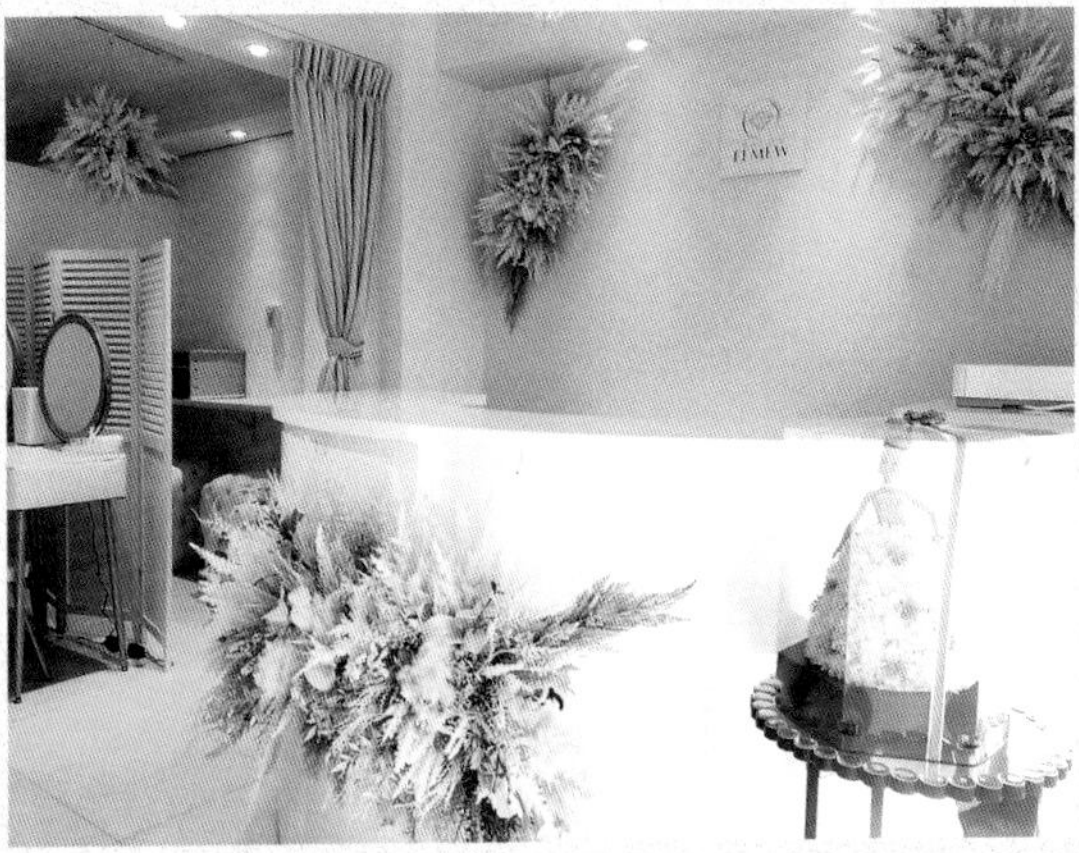

FEMEW SALON

住所: 東京都渋谷区恵比寿西 1-9-6 WEST CO 3F
TEL; 03-6416-4228
営業時間: 10：00～ 21：00（土曜～ 19：00）
定休日: 日曜
https://www.instagram.com/femew_official/

ココも Check!

子宮調整サロン PEONY

妊活、生理痛、産後の骨盤矯正など女性特有の体の悩みに特化した整体を提供。筋膜だけなく、その深層にある骨膜にもアプローチし、効率的に体を改善します。

住所: 東京都新宿区新宿1丁目17-1 Land・Den 2F
TEL: 03-6388-1747
営業時間: 10：00～21：00
HP: https://seitai-filament.com/peonyseitai05/

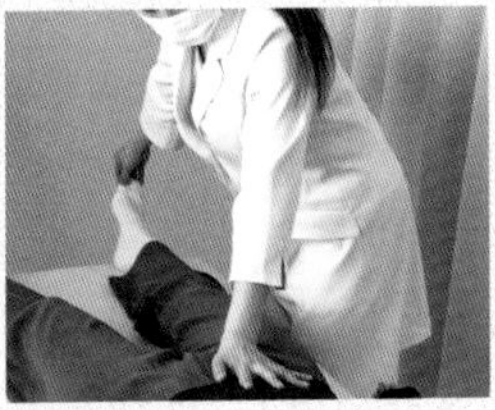

不妊治療 保険適用専門サイト FCH

厚生労働省の「不妊治療の保険適用に関する情報」を発信するサイト。ちつ姉は、ＦＣＨチームハピネスオフィサーに就任し、広報活動にも従事。

HP: https://funin-fch.net/

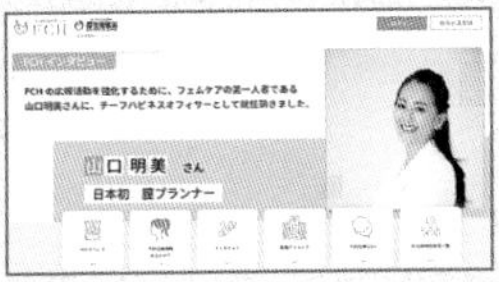

フェムケアアイテム shop List

明日 わたしは柿の木にのぼる	https://ashita-kaki.com
EM PELVI	Tel 042-444-5579 https://empelvi.com
ヴァーチェ	Tel 0120-047-750 https://virche.com
WinQ	Tel 03-6427-8018 https://vippy-jpn.com
運命美容	https://eternal-fortune.com https://unmeiaroma.theshop.jp
エステプロ・ラボ	Tel 0120-911-854
おもちゃ箱	Tel 0120-070-868 https://www.omochabako-webstore.jp/SHOP/182389/182440/list.html
カエタステクノロジー	Tel 0120-342-300 ananna.caetus.jp
大鵬薬品健康通販	Tel 0120-41-4527 taihoshop.jp
シック・ジャパン	Tel 03-5487-6801 https//www.schick.jp
シンビシン	Tel 06-6641-3500 www.b-shin.com/patchage/
スパイス・アンリミテッド	Tel 0120-828-290 https://www.bdaorganic.jp/products/carebalm/
たかくら新産業	Tel 0120-828-290 takakura.co.jp/life_style/life/life_category/sensitive_zone/
ドリームズ	www.dreams6-shop.com/SHOP/8105/228169/list.html
piton	Tel 03-5797-8730 piton-femcare.com
femilier	Tel 06-6961-5530 bilaxs.net/product/
ponoa	Tel 06-6228-8139
明治お客様相談センター	Tel 0120-598-369 www.meiji.co.jp/products/brand/alphaluna/
ラシーネ	racine-official.jp/
RiLiSh	base.refam.jp
roy face	royface.jp

監修

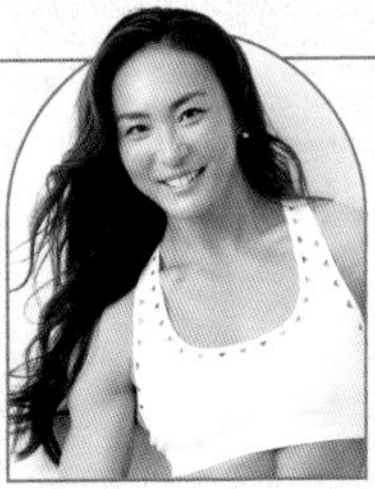

AYA フィットネスプロデューサー

1984年生まれ、兵庫県出身。フィットネスプロデューサー/フィットネスモデル。体育系大学を卒業後、フィットネス業界に飛び込み“最高のトレーニング”を目指して AYA オリジナルのメソッドを考案。体への意識が高い著名人たちのボディープロデュースを男女問わず数多く手がける一方、フィットネスモデルとしても活動。広告、TV、ラジオ、雑誌、WEB やイベントなど幅広いメディアに多数出演。様々なジャンルのクライアントが信頼を寄せている。2022年12月にフィットライフジム「Feelin'Good」（フィーリングッド）を虎ノ門にオープン。『おうち de シェイプ AYA トレ 100』（講談社）など著書多数。

https://www.instagram.com/aya_fitness/

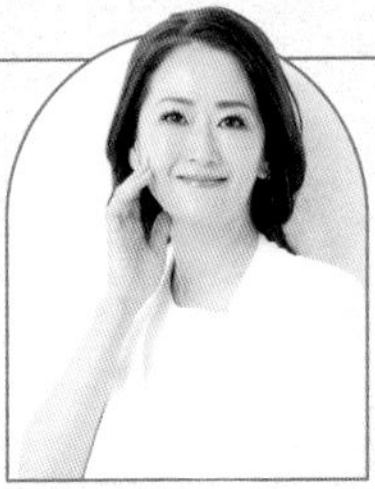

ちつ姉／山口明美

株式会社3FACE代表取締役。日本初の膣プランナー。エステティシャンとして美容業界で25年のキャリアを積む一方で、激しい生理痛、子宮内膜症、子宮筋腫などの婦人科系の不調に悩まされ、さらには出産で14針縫う会陰裂傷も経験。そんなとき出合った膣トレと膣ケアを続けることで不調が改善、ダイエットに成功、美肌になるなどいいこと尽くめに。膣に着目し、正しい知識を伝えるべく、「美容寿命と健康寿命も延ばす」をモットーに、セミナー、商品開発コンサルなど幅広く活動中。ニックネームはちつ姉。

YouTubeチャンネル「膣プランナー あけみ先生〜大好きなわたしになるために」も開設。

https://www.youtube.com/@femcare-akemi

12月開講予定！

AYA × ちつ姉

最高のフェムトレのふたりが教える

フェムトレ塾が開講決定！

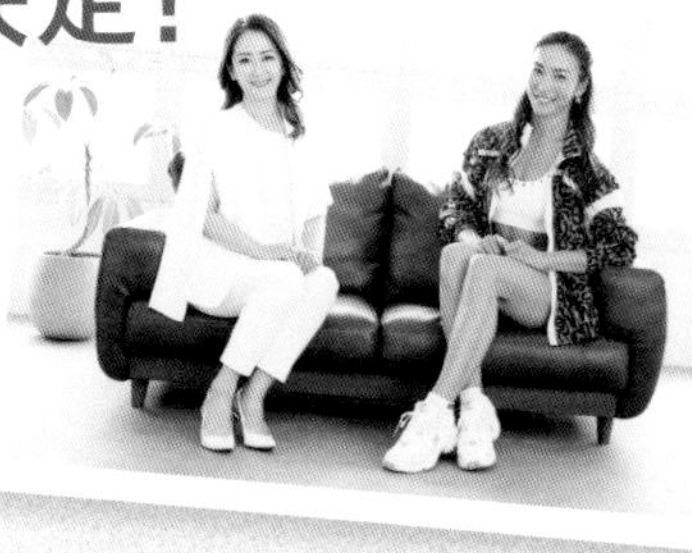

フェムテック・フェムケアが大切なことはわかったけれども、実際にどのようにやるかがわからない。
継続が大事だけれども、習慣化する場がない。
そんな声にお応えして、AYA ×ちつ姉が講師をつとめるフェムトレ塾がはじまります！

今回は書籍購入者限定で特別なご案内をします。
左記、QRコードから公式 LINE に友だち追加をした後に「フェムトレ塾」と返信してください。

Afterword

おわりに

最後までお読みいただき、ありがとうございます。

フェムケア、フェムテックという言葉を近年、よく耳にするようになりました。しかし、実際にはどんなことを指すのか知らなかったり、誤解をしていたりする人も少なくありません。

みなさんの中にも「言葉は聞いたことがあっても、よく知らなかった」という人も多いのではないでしょうか。

日本は、フェムテックの後進国です。

欧米をはじめとした海外ではデリケートゾーンのケアも、膣の話ももっとオープンです。顔のケアと同じように、膣トレや膣ケアを大事にしています。

それに対して、私たち日本人がフェムケアの話をするようなったのは、ここ数年のこと。デリケートゾーンのこと、尿もれや生理のこと……。子どもの頃から、なんとなくタブー視してきたという人も多いと思います。

自分の体のこと、一生に関わる大事なことなのに「恥ずかしい」とか「話してはいけない」なんて、おかしいですよね。

私たちの願いは膣トレや膣ケアをはじめとしたフェムケアを一人

でも多くの方に知っていただくこと。誰もが恥ずかしいとかタブーと思わず、堂々と話せる世の中にすること。すべての女性が、女性特有の症状に振り回されることなく、これからの人生を快適に過ごしてもらうこと。そのサポートをしたく、この本を刊行しました。まだまだ、「フェムケアは特別なもの」「自分には関係ない」と思っている人も少なくありません。まずはこの本を通して、膣トレ、膣ケアが日本の女性の当たり前になってほしい。スキンケアやメイクをするようにフェムケアを習慣にしてほしいです。

そして、私たちは今後もイベントやメディアをとおし、膣トレや膣ケアのこと、フェムケアのことを多くの人に伝えていきたいと思っています。

最後に、この本の刊行にご協力いただいたみなさんに、御礼申し上げます。ありがとうございました。

そして、この本を手にとってくださったみなさんの健康とキレイが、１００年続くことを願って。

ＡＹＡ
ちつ姉

AYA×ちつ姉 最高のフェムトレ

医学監修 松村圭子

婦人科医。成城松村クリニック院長。日本産科婦人科学会専門医。西洋医学のほか、漢方薬、サプリメント、プラセンタ療法などを治療に取り入れている。雑誌、Web、テレビなどメディアを通して、女性ホルモン、生理、更年期などについてわかりやすく解説。

STAFF

編集・原稿　柿沼曜子
デザイン　小林昌子
撮影［スチール］　松橋晶子（COVER、対談）
我妻慶一（エクササイズ）
中田悟（座談会）
撮影［動画］　古澤慎也（4TH CLUE）
動画編集　横山風花
ヘア&メイク　深山健太郎
ヘア&メイクアシスタント　石井美桜
佐藤 菜々美
イラスト　池田須香子（解説）
クロカワユカリ（イメージ）
校閲　麦秋アートセンター
マネジメント　前田正行（YMN）

2023年11月26日 第1刷発行

著者　AYA　ちつ姉／山口明美
発行人　松井謙介
編集人　坂田邦雄
編集　保母千佳恵
発行所　株式会社 ワン・パブリッシング
〒110-0005 東京都台東区上野 3-24-6
印刷所　大日本印刷株式会社
DTP　株式会社グレン

［この本に関する各種お問い合わせ先］

◉内容等のお問い合わせは、下記サイトのお問い合わせフォームよりお願いします。
https://one-publishing.co.jp/contact/

◉不良品（落丁、乱丁）については
業務センター ☎0570-092555
〒354-0045 埼玉県入間郡三芳町上富279-1

◉在庫・注文については
書店専用受注センター ☎0570-000346